# DIAGNÓSTICO PSICOPEDAGÓGICO

Dados Internacionais de Catalogação na Publicação (CIP)

C395d   Soares de Carvalho, Rosângela.

Diagnóstico psicopedagógico / Rosângela Soares de Carvalho. – São Paulo, SP : Cengage Learning, 2016.

Inclui bibliografia.
ISBN 13 978-85-221-2924-9

1. Psicopedagogia – Diagnóstico. 2. Distúrbios da aprendizagem. I. Título.

CDU 37.013.82
CDD 370.15

**Índice para catálogo sistemático:**

1. Psicopedagogia  37.013.82

(Bibliotecária responsável: Sabrina Leal Araujo – CRB 10/1507)

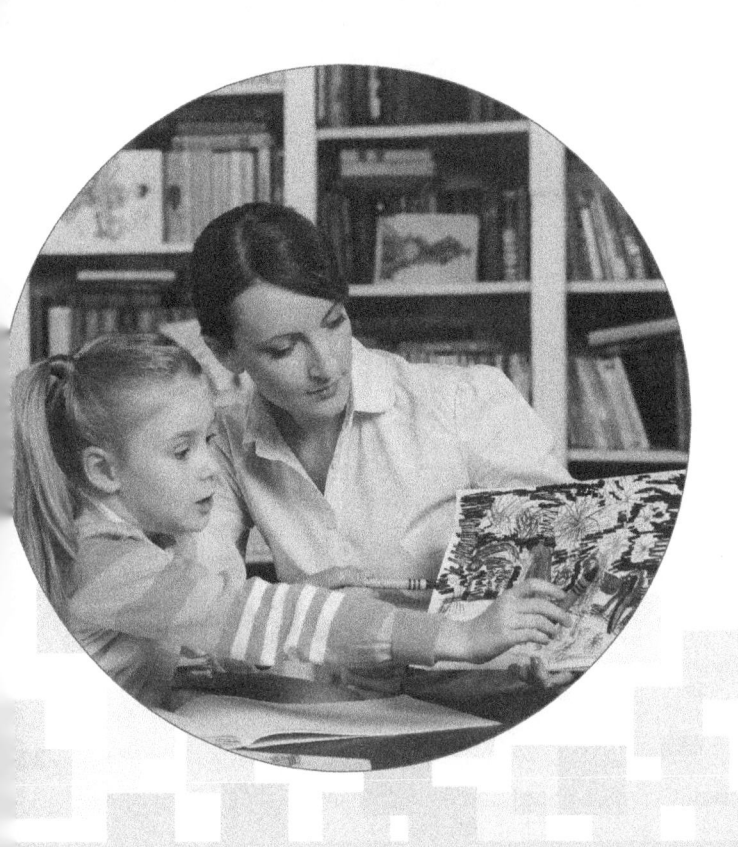

# DIAGNÓSTICO PSICOPEDAGÓGICO

**CENGAGE**

Austrália • Brasil • México • Cingapura • Reino Unido • Estados Unidos

# CENGAGE

**Diagnóstico psicopedagógico**

*Conteudista:* Rosângela Soares Carvalho

*Gerente editorial:* Noelma Brocanelli

*Editoras de desenvolvimento:*
Gisela Carnicelli, Regina Plascak, Salete Del Guerra e Viviane Akemi Uemura

*Coordenadora e editora de aquisições:* Guacira Simonelli

*Produção editorial:* Fernanda Troeira Zuchini

*Copidesque:* Vânia Helena L. G. Correa

*Revisão:* Vânia Helena L. G. Correa e Vânia Ricarte Lucas

*Diagramação:* Alfredo Carracedo Castillo

*Capa:* Estúdio Aventura

*Imagens usadas neste livro por ordem de páginas:*

Andrey_Popov/Shutterstock; parinyabinsuk/Shutterstock; Monkey Business Images/Shutterstock; VLADGRIN/Shutterstock; Tyler Olson/Shutterstock; Lejoch/Shutterstock; wavebreakmedia/Shutterstock; tovovan/Shutterstock; graphic-line/Shutterstock; Oksana Kuzmina/Shutterstock; Pressmaster/Shutterstock; BlueRingMedia/Shutterstock; carla castagno/Shutterstock; karelnoppe/Shutterstock; AnikaNes/Shutterstock; Arthimedes/Shutterstock; Rob Marmion/Shutterstock; Digital Genetics/Shutterstock; Alexey Losevich/Shutterstock; Ollyy/Shutterstock; Sunny studio/Shutterstock; patpitchaya/Shutterstock; Rosa Puchalt/Shutterstock; drical/Shutterstock; Pressmaster/Shutterstock; iQoncept/Shutterstock; hxdbzxy/Shutterstock; grmarc/Shutterstock; goldyg/Shutterstock; Matthew Cole/Shutterstock; Lyudmyla Kharlamova/Shutterstock; alexkatkov/Shutterstock; DarkBird/Shutterstock.

© 2016 Cengage Learning Edições Ltda.

Todos os direitos reservados. Nenhuma parte deste livro poderá ser reproduzida, sejam quais forem os meios empregados, sem a permissão por escrito da Editora. Aos infratores aplicam-se as sanções previstas nos artigos 102, 104, 106, 107 da Lei nº 9.610, de 19 de fevereiro de 1998.

Esta editora empenhou-se em contatar os responsáveis pelos direitos autorais de todas as imagens e de outros materiais utilizados neste livro. Se porventura for constatada a omissão involuntária na identificação de algum deles, dispomo-nos a efetuar, futuramente, os possíveis acertos.

Esta editora não se responsabiliza pelo funcionamento dos links contidos neste livro que possam estar suspensos.

Para permissão de uso de material desta obra, envie seu pedido para
**direitosautorais@cengage.com**

© 2016 Cengage Learning Edições Ltda.
Todos os direitos reservados.

ISBN 13: 978-85-221-2924-9
ISBN 10: 85-221-2924-X

**Cengage Learning Edições Ltda.**
Condomínio E-Business Park
Rua Werner Siemens, 111 - Prédio 11
Torre A - Conjunto 12
Lapa de Baixo - CEP 05069-900 - São Paulo - SP
Tel.: (11) 3665-9900   Fax: 3665-9901
SAC: 0800 11 19 39

Para suas soluções de curso e aprendizado, visite
**www.cengage.com.br**

Impresso no Brasil
*Printed in Brazil*

## Apresentação

Com o objetivo de atender às expectativas dos estudantes e leitores que veem o estudo como fonte inesgotável de conhecimento, esta **Série Educação** traz um conteúdo didático eficaz e de qualidade, dentro de uma roupagem criativa e arrojada, direcionado aos anseios de quem busca informação e conhecimento com o dinamismo dos dias atuais.

Em cada título da série, é possível encontrar a abordagem de temas de forma abrangente, associada a uma leitura agradável e organizada, visando facilitar o aprendizado e a memorização de cada assunto. A linguagem dialógica aproxima o estudante dos temas explorados, promovendo a interação com os assuntos tratados.

As obras são estruturadas em quatro unidades, divididas em capítulos, e neles o leitor terá acesso a recursos de aprendizagem como os tópicos *Atenção*, que o alertará sobre a importância do assunto abordado, e o *Para saber mais*, com dicas interessantíssimas de leitura complementar e curiosidades incríveis, que aprofundarão os temas abordados, além de recursos ilustrativos, que permitirão a associação de cada ponto a ser estudado.

Esperamos que você encontre nesta série a materialização de um desejo: o alcance do conhecimento de maneira objetiva, agradável, didática e eficaz.

Boa leitura!

# Prefácio

A Pedagogia e a Psicopedagogia podem andar juntas, mas possuem diferenças bem peculiares entre si. Enquanto uma se encarrega de executar o processo de aprendizagem em sua plenitude, a outra se incumbe de desvendar os problemas concernentes ao processo de aprendizagem e tenta identificar eventual patologia no âmbito da dificuldade.

O diagnóstico psicopedagógico é uma espécie de intervenção feita pelo psicopedagogo, por meio de observações e estudos, cujo critério visa viabilizar métodos de prevenção para o processo de aprendizagem dificultoso. Analisar, dessa forma, quais são os problemas que causam a dificuldade de aprendizagem de uma criança é uma atividade que requer responsabilidade e esmero.

Este material visa apresentar alguns critérios importantes, bem como estudar o método de atuação da psicopedagogia e a sua essencialidade na atividade educacional contemporânea.

Na Unidade 1, vamos estudar os aspectos básicos do diagnóstico psicopedagogo e tratar, um pouco, da entrevista inicial.

Na Unidade 2, o leitor vai estudar o conceito de aprendizagem, entender a diferença entre o normal e o patológico, conhecer as dificuldades de aprendizagem, entre outros assuntos.

Já a Unidade 3 vai falar sobre o lúdico no processo de aprendizagem e o enfrentamento de dificuldades no processo de conhecimento.

Para fechar o conteúdo, a Unidade 4 vai tratar do diagnóstico clínico, da anamnese, dos testes psicomotores e do diagnóstico institucional.

Desejamos a todos bons estudos.

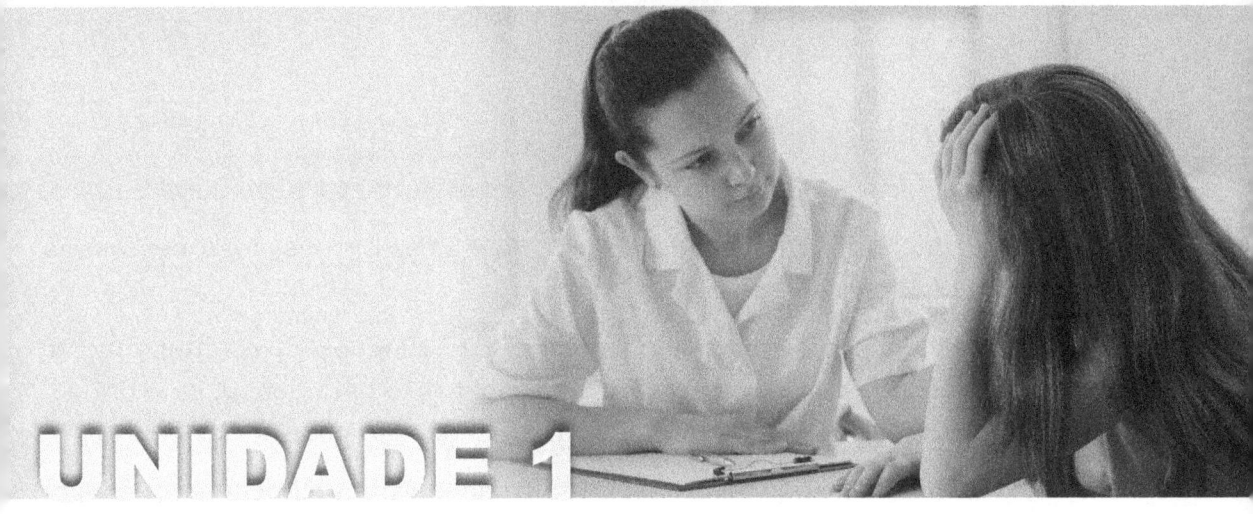

# UNIDADE 1
## DIAGNÓSTICO PSICOPEDAGÓGICO

**Capítulo 1** Introdução, 10

**Capítulo 2** Aspectos básicos do diagnóstico psicopedagógico, 10

**Capítulo 3** Entrevista inicial, 12

**Capítulo 4** Diagnóstico psicopedagógico, 15

**Capítulo 5** A primeira sessão diagnóstica, 24

Glossário, 27

# 1. Introdução

Antes que se aborde o tema propriamente dito, são importantes algumas definições:

**Professor**: é aquele que ensina. Para o exercício dessa profissão, é necessária formação acadêmica em Pedagogia.

**Psicopedagogo:** é o profissional que investiga, faz o diagnóstico e a intervenção. Para exercer esta atividade, é necessária especialização Lato Sensu, cujo pré-requisito é a formação em nível superior. O psicopedagogo pode ser:

**Clínico**: o trabalho desse profissional é realizado em uma clínica psicopedagógica ou hospital.

**Institucional**: o trabalho desse profissional é realizado em uma instituição, podendo ser escolar ou empresarial.

# 2. Aspectos básicos do diagnóstico psicopedagógico

O embasamento teórico é fundamental para o diagnóstico psicopedagógico, podendo ser lembrados os escritores: Winnicott, M. Klein, Mannoni, Pichon-Rivière, referências que vão enriquecer e sedimentar a prática do diagnóstico e da intervenção. Além do referencial teórico, o profissional necessita ter um olhar refinado para compreender o que está nas entrelinhas.

Para buscar uma resposta para as dificuldades de aprendizagem, ou da não aprendizagem, apresentadas pelo **sujeito** por meio do diagnóstico, o psicopedagogo deve levar em consideração a sociedade em que esse aluno está inserido, a escola e o próprio sujeito.

Costuma-se dizer que o primeiro lugar no qual se identifica o "problema" da criança é a escola, pois muitas vezes os pais não notam, mas o professor percebe um sintoma de que alguma coisa não vai bem. Nesse momento, o olhar refinado do professor também faz toda a diferença para que se encaminhe o aluno em questão para o psicopedagogo, fornecendo subsídios que poderão contribuir para o diagnóstico do psicopedagogo.

Muitas vezes, o psicopedagogo, tendo que lidar também com os problemas familiares, deve apresentar equilíbrio em sua saúde emocional para evitar o risco da **contratransferência** no momento de identificar o problema e efetuar as devidas intervenções.

O processo ensino aprendizagem ocorre não somente quando a criança entra para a escola, manifestando-se desde o momento do nascimento e, a partir de então, proporcionando que a criança traga consigo toda uma bagagem de conhecimento, pois faz parte de uma sociedade na qual a família está inserida, com seus costumes e com seus problemas (social, cultural etc.).

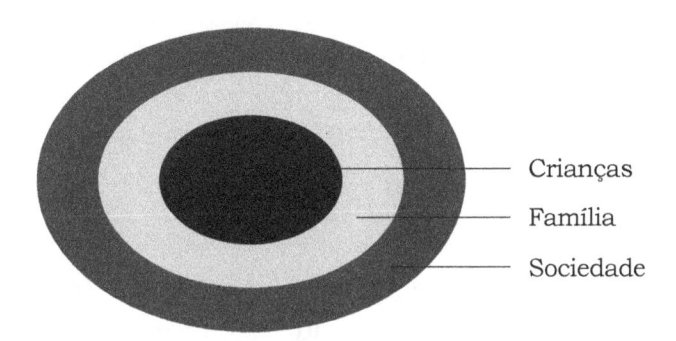

Diagrama concêntrico: Crianças (centro), Família (meio), Sociedade (externo).

Pode-se citar um caso recente sobre fracasso escolar, em que uma família de classe social inferior, com três filhas (6 anos, 8 anos e 9 anos) só matriculou as crianças na escola quando a mais nova atingiu a idade para ingressar no fundamental I. Note-se que a mais nova não apresentou nenhuma dificuldade, mas as outras duas apresentaram muita.

Em se tratando de fracasso escolar, é necessário que se leve em conta uma série de fatores, a começar pelo contexto de vida da criança e da família. Deve-se também considerar que as crianças são diferentes entre si e têm especificidades próprias, além do fato de cada uma delas estar em num momento diferente de desenvolvimento.

Hábitos, costumes, religião, valores que são comuns nas famílias, e até mesmo nos professores e funcionários da escola, podem interferir na percepção que a criança tem do mundo à sua volta. Pode parecer utópico, mas há diversos casos de fracasso escolar provocado por ações internas da escola.

Por entender que o grupo de docentes de uma pequena escola particular necessitava de formações e de informações, a diretora convidou a autor(a) deste texto para ministrar uma formação para o grupo. Na primeira oficina aplicada, o(a) profissional observa que uma professora comentava com seu grupo que não permitia que seus alunos escrevessem usando a mãozinha esquerda. Lembrando-se de suas experiências do passado, contou que sua mãe também não permitia que ela escrevesse com a mão esquerda, o que para ela foi muito bom, pois atualmente consegue escrever com as duas mãos, sem problema algum. Acrescentou ainda que só tinha um "pouquinho" de dificuldade em saber identificar sua mão direita ou a esquerda. Ao observar a letra dessa professora enquanto fazia as anotações no caderno, mostrando aos colegas que escrevia utilizando as duas mãos, percebem-se as irregularidades da escrita, o que provocou uma indagação: como os alunos dela conseguiam entender o que ela escrevia, pois o seu traçado era trêmulo e com várias segmentações.

> *PARA LEMBRAR: É importante afirmar a necessidade de o profissional, seja ele professor ou psicopedagogo, ter um embasamento teórico, conhecer e respeitar as etapas do desenvolvimento da criança. O professor não deve exigir da criança o que ela ainda não tem condição de fazer. O psicopedagogo deve conhecer a escola, o professor, o método adotado e o programa de trabalho, além de concluir o diagnóstico e intervir corretamente.*

É comum que a família e a escola coloquem toda expectativa sobre a criança, sem se darem conta de que muitas vezes esta ainda não se encontra em condições de abarcar toda a responsabilidade e a cobrança que lhe são atribuídas. Por esse motivo, escola e família se frustram e atribuem o fracasso escolar à criança. Esse é o momento em que ocorre o encaminhamento para o Psicopedagogo.

Dizemos que a aprendizagem acadêmica é a entrada do sujeito para o mundo letrado, com competências adquiridas ao longo dos anos nos bancos escolares. O aluno incorpora tudo o que lhe é ensinado e, ao se apropriar deste ensinamento, passa para a etapa das representações simbólicas. Quando a criança aprende, afirma-se que ela é um aprendiz ativo e essa aprendizagem lhe dá certa autonomia.

Ocorrem muitas vezes casos em que o entusiasmo e a ansiedade da criança, se não percebidos pelo professor (e às vezes não o é), podem atropelar o processo de aprendizagem. O mesmo ocorre com o psicopedagogo durante o diagnóstico.

O diagnóstico psicopedagógico vai além das sessões do consultório, devendo ser multidisciplinar. Outros profissionais devem estar envolvidos sempre que surgirem questões relacionadas à saúde do sujeito, como, por exemplo, o oftalmologista, caso a criança apresente alguma dificuldade visual, ou se surgir alguma dúvida referente à visão, ou ainda o Neurologista, o Pediatra, ou até mesmo o Psiquiatra.

## 3. Entrevista inicial

O primeiro contato com o psicopedagogo pode ocorrer por meio de uma ligação telefônica, quando a família já está sinalizando a preocupação ou demonstrando ansiedade e urgência de "diagnóstico". O profissional, nesse momento, deve acalmar os familiares e fornecer uma breve orientação a respeito das ações que envolvem esse processo.

> *ATENÇÃO: o diagnóstico não é para o aluno, muito menos para o professor confirmar suas suspeitas de que o problema é do aluno, mas, sim, para que o psicopedagogo identifique e intervenha na causa.*

A família é a primeira parte a ser ouvida, depois a escola e, durante o processo, outras investigações da área médica, se necessário, poderão ser acrescentadas para esclarecer ou descartar algumas hipóteses.

Na família: Após o contato telefônico, agenda-se a entrevista inicial. Nesse momento, o sujeito deve estar presente e participar ativamente da sessão, pois ele traz fatos importantes sobre o que acontece com ele na escola e porque não aprende. Observa-se também a relação mãe e filho, que poderá ser investigada na anamnese.

Cada família tem suas características, apresenta seus hábitos e costumes, regras e limites e, muitas vezes, traz fatores inconscientes que prejudicam a produção do conhecimento do sujeito. Nesse primeiro momento, é muito importante a "escuta" e a observação do psicopedagogo, em relação à fala dessa família e do sujeito e à maneira como expressam o problema. Da mesma forma, deve-se observar como é a reação dessa criança quando se fala dela e de suas dificuldades na escola.

O psicopedagogo precisa saber como é esse sujeito, quais são os recursos de conhecimento que ele utiliza, de que forma ele produz seu conhecimento e quais são suas influências afetivas e inconscientes, sendo fundamental conhecer o sistema de educação e os métodos educativos. Igualmente indispensável é ter ciência de quais são os fatores que interferem e favorecem o aparecimento das dificuldades de aprendizagem no processo escolar.

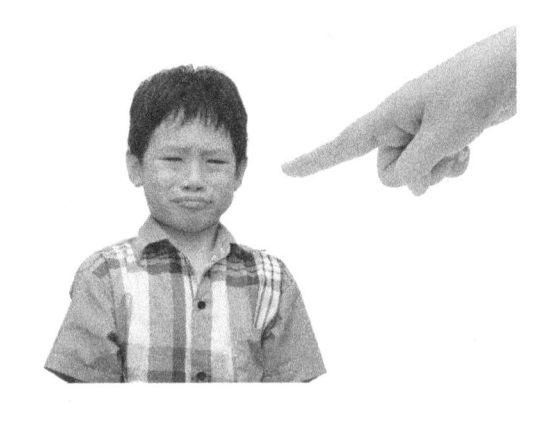

Iniciando o diagnóstico e o processo terapêutico, o profissional psicoterapeuta deve orientar a família sobre como ocorrerão os atendimentos. Os pais muitas vezes pensam que esse tipo de ação resume-se a somente deixar o filho com o psicopedagogo e, depois de terminada a sessão, ir buscá-lo.

Antes de mais nada, estabelece-se um contrato de atendimento, visando a esclarecer qualquer tipo de dúvida e a estabelecer as bases sobre as quais se dará a terapia. Os pais acreditam que esse diagnóstico e a "cura" são obtidos em um piscar de olhos e, por essa razão, há a necessidade de orientação a respeito de como serão realizados os encontros, ou sessões, para que não haja evasão quando acham que os resultados estão demorando muito ou não apresentam resultados positivos. A **anamnese** configura-se como o segundo passo a ser dado. Somente os pais serão ouvidos, sendo importante que pai e mãe estejam presentes.

Na escola: O psicopedagogo deve dirigir-se até a escola para conhecer o local, o professor, o coordenador e saber sobre o sujeito que está sendo avaliado, sendo importante:

- Ouvir do professor no que se refere a como ele vê esse aluno em relação à classe.
- Saber como o sujeito se relaciona com o meio escolar.
- Entender como o professor vê essa criança no tocante ao ensino e aprendizagem.
- Prestar atenção ao que o sujeito é capaz de fazer, mesmo porque a tendência é manter o foco no que ele não sabe. Porém, é preciso considerar o que ele sabe, o que consegue fazer e como consegue fazer.

Alguns testes são utilizados para o diagnóstico psicopedagógico, de acordo com o referencial teórico adotado. No Brasil, não é permitido ao psicopedagogo valer-se de testes que são de uso exclusivo do psicólogo. Ao identificar a necessidade de se submeter o sujeito a esse tipo de testes, o psicopedagogo deverá encaminhar o sujeito ao psicólogo para que sejam aplicados.

Além da entrevista individual e da anamnese, devem-se utilizar provas: psicomotoras, de linguagem, de nível mental, pedagógica de percepção, projetivas e outras.

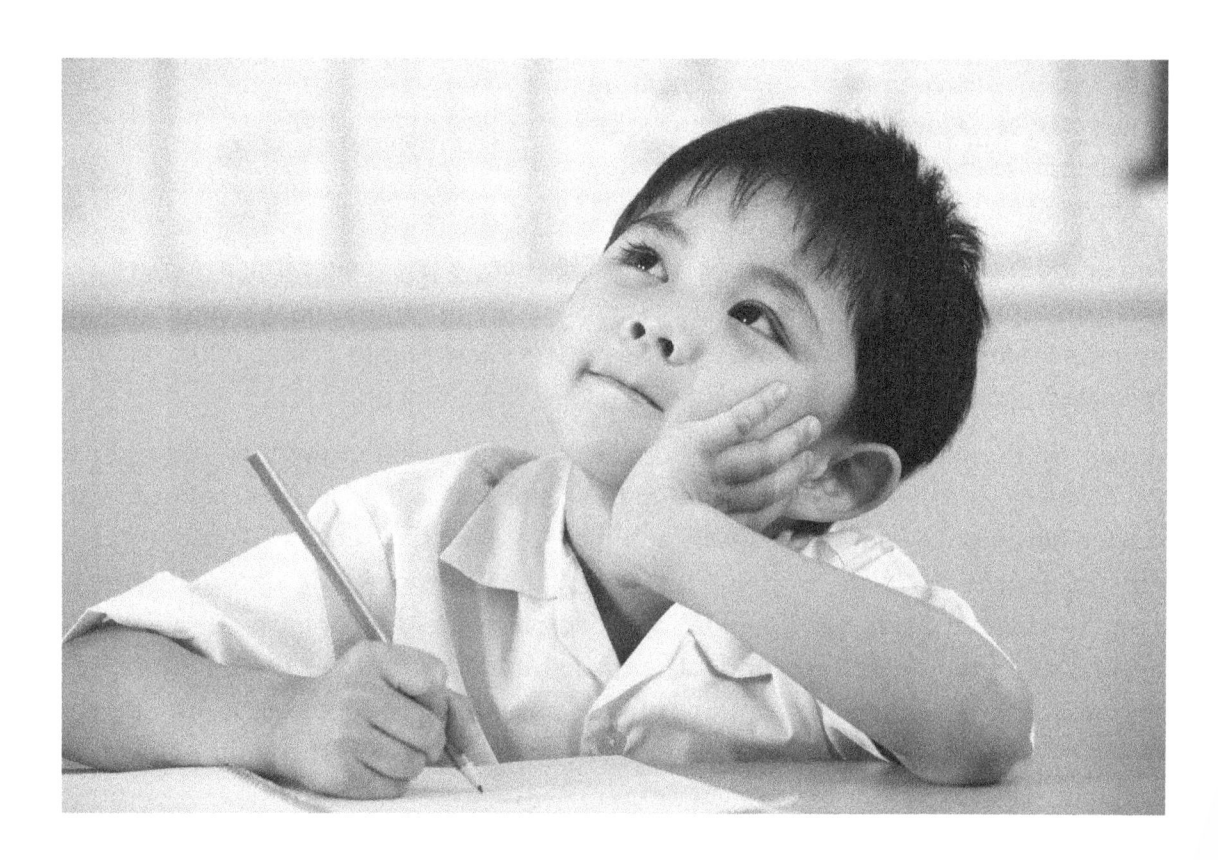

Outro procedimento importante é conversar com o sujeito para obter sua anuência quanto à visita do psicopedagogo à sua escola. Toda ação deve ser tomada com o conhecimento e o consentimento da criança e nunca sem sua permissão. Dessa maneira, garante-se o vínculo de confiança.

Lembrando que a escuta e a observação em todos os instrumentos aplicados é fundamental para a aquisição do diagnóstico.

## 4. Diagnóstico psicopedagógico

Nas sessões diagnósticas ocorre uma relação entre psicopedagogo e sujeito, na qual um busca conhecer o outro. Esse é o processo por meio do qual se consegue entrar no mundo desse sujeito e compreender o que o impede de aprender, suas dificuldades, seus anseios e seus medos.

É importantíssimo que o psicopedagogo reconheça sua própria **subjetividade** na relação com o sujeito. Essa inter-relação é muito complexa, pois cabe a esse profissional entender e compreender como se constitui o sujeito, como ele se transforma diante das etapas da vida e quais são os recursos que utiliza para adquirir conhecimento.

No procedimento diagnóstico, a escuta psicopedagógica é primordial porque vai trazer e nortear o diagnóstico e a intervenção. Durante a escuta é que se pode saber qual é o interesse do sujeito em aprender ou ignorar o aprendizado.

Para realizar o diagnóstico, devem-se levar em consideração alguns aspectos: orgânicos, cognitivos, sociais, emocionais e pedagógicos, detalhados a seguir.

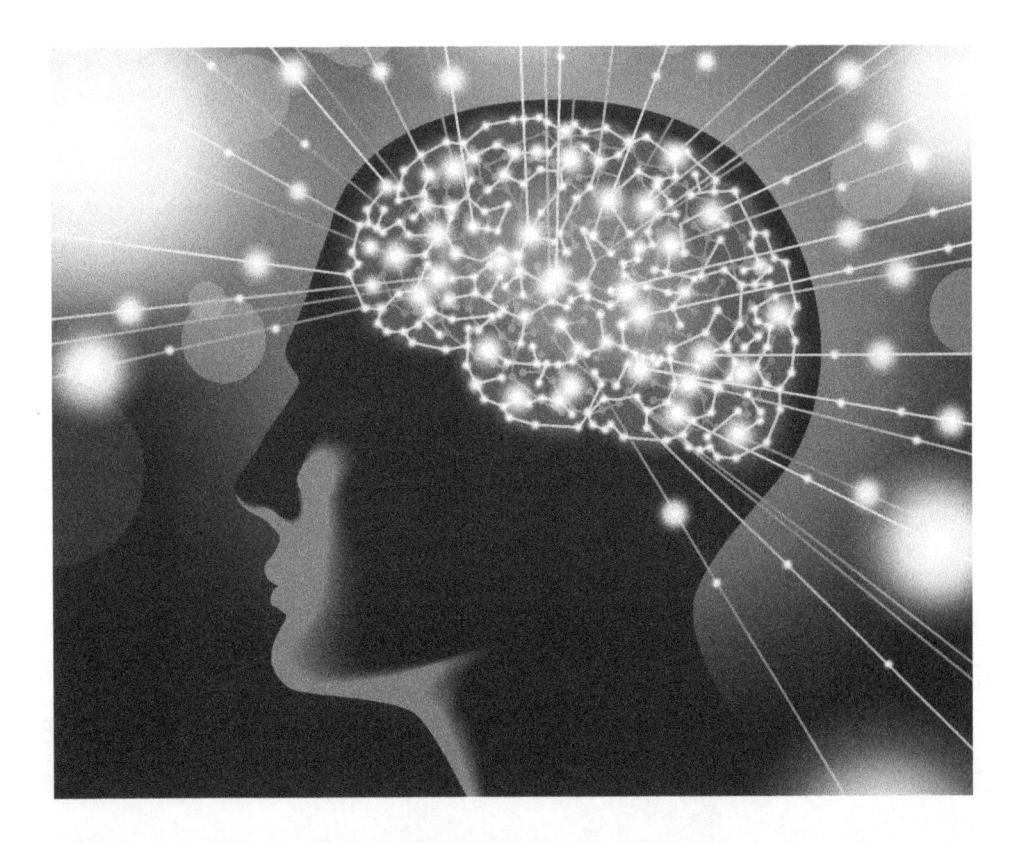

**Aspectos orgânicos:** estão relacionados à construção biofisiológica (saúde física deficiente, alimentação inadequada, problemas no sistema nervoso). Quando ocorrem alterações nos órgãos sensoriais, estas podem impedir ou dificultar a aprendizagem.

Cada área do cérebro humano é responsável por uma função do corpo e pela aprendizagem. O cérebro é formado pelo cerebelo e pelo tronco cerebral, que são responsáveis pela motricidade e pela manutenção do equilíbrio e da postura.

Problemas do sistema nervoso central acarretam alterações na aprendizagem, como, por exemplo, **afasia** e **disfasia** (Área de Broca e Área de Wernicke), distúrbios que podem causar problemas de leitura e escrita.

Afasia é o prejuízo ou perda da capacidade linguística. O afásico apresenta uma dificuldade em lidar com símbolos, consequentemente, apresentará distúrbio na percepção e na retenção verbal.

No sistema nervoso central, localiza-se o processamento auditivo central.

O sistema auditivo analisa os sons da fala, identificando acusticamente os fonemas da língua. Ele é formado por três componentes que têm como função:

1. Conduzir o som do meio externo para o meio interno.
2. Transformar o impulso sonoro em impulso elétrico. Esses dois componentes se completam no nascimento.
3. O componente neural analisa e programa a resposta. O amadurecimento desse componente ocorre a partir de experimentações sonoras que a criança vivencia ao longo dos dois primeiros anos de vida.

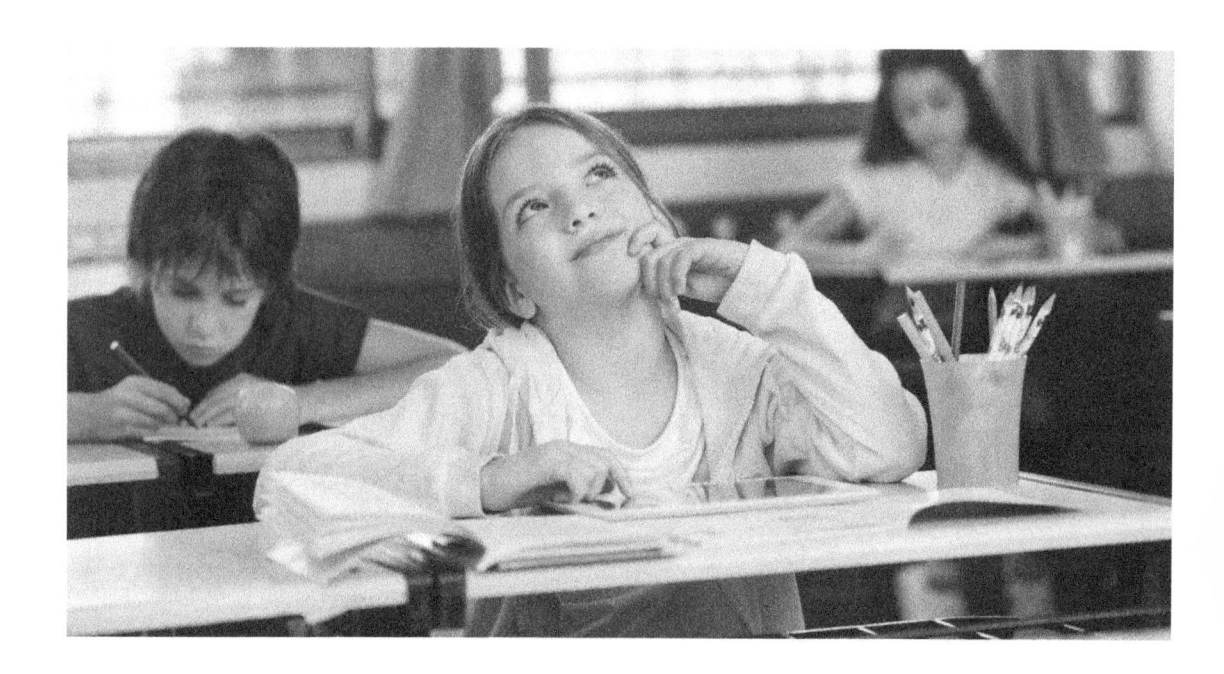

O processamento das informações que o cérebro realiza é chamado de processamento auditivo central, PAC, que proporciona à criança o aprendizado da leitura e da escrita. Com o comprometimento do processamento auditivo central, a criança apresentará, em sala de aula, dificuldades no processo da aprendizagem e dificuldade de concentração.

A audição e a visão são sentidos importantíssimos para aprendizagem, pois qualquer alteração poderá gerar um distúrbio de aprendizagem.

Um distúrbio auditivo pode acarretar:

- Perda auditiva ou desordem do processamento auditivo central (DPAC), que acarretam prejuízo na atenção seletiva em ambientes ruidosos, ou seja, o sujeito não consegue ouvir bem em ambientes com muito barulho.
- Dificuldade em localização sonora.
- Reconhecimento de sequência auditiva.
- Dificuldade em reconhecer palavras e frases em lugares mais ruidosos.
- Memória auditiva prejudicada.

Crianças com histórico de otite frequente também podem apresentar desordem do processamento auditivo central. Nesse caso, além do psicopedagogo também é necessária a atuação do fonoaudiólogo para a educação auditiva.

Outra questão muito comum, e que passa despercebida por pais e professores, é o caso de crianças que apresentam dificuldade de visão e audição. Pode-se citar como exemplo um caso em que uma criança de sete anos, cursando o segundo ano do ensino fundamental I, com queixa de dificuldades de aprendizagem, é encaminhada ao psicopedagogo. No encaminhamento da escola, a professora relatava que a criança não estava alfabetizada, era muito tímida, tinha pais muito severos e, por esse motivo, sua letra era muito "miudinha". A primeira pergunta dirigida aos pais relacionava-se a quando havia sido a última vez que a criança tinha passado por consulta com oftalmologista. Infelizmente, a criança nunca havia sido avaliada por esse profissional e os pais nunca tinham percebido que a criança pudesse ter alguma dificuldade visual, muito embora ambos usassem óculos.

Na situação descrita, o primeiro passo a ser dado é evidentemente agendar uma consulta com um oftalmologista e iniciar o diagnóstico para verificar o quanto a aprendizagem da criança foi prejudicada até o momento.

Há alguns anos, era comum nas escolas públicas, nas séries iniciais, professores aplicarem exercícios simples para testar a acuidade visual e auditiva. Muitos alunos eram encaminhados ao serviço médico pertinente por apresentarem alguma dificuldade de resposta aos testes.

Outro fator orgânico que leva a criança a apresentar dificuldade de aprendizagem é a dislexia, que se configura como dificuldade de decodificação e de soletração.

*Para saber mais sobre a dislexia acesse: www.dislexia.org.br*

**Aspectos cognitivos:** estão ligados à capacidade de aprender, de memorizar, de atenção e antecipação. Pode-se dizer ainda que essa incapacidade de aprender pode estar ligada à falta de recursos intelectuais que a impedem de elaborar ou mesmo testar suas hipóteses. Essa falta de recursos pode ser atribuída a um ambiente em que essa criança não tenha acesso aos estímulos necessários para a aquisição do conhecimento, pois o desenvolvimento cognitivo é um processo de construção que ocorre por meio da interação do sujeito com o meio.

Experiências vividas pelo sujeito em desenvolvimento em casa, na escola ou no meio em que ele vive, é que determinarão o que ele vai aprender e que sujeito será.

**Aspectos emocionais:** estão ligados ao desenvolvimento afetivo e à construção do conhecimento de forma inconsciente. Esse desenvolvimento afetivo não cabe somente aos componentes externos, fora da escola, cabendo inclusive à escola. Na verdade, muitas vezes, as dificuldades de relacionamento familiar aparecem como um sintoma de que algo não vai bem na dinâmica familiar.

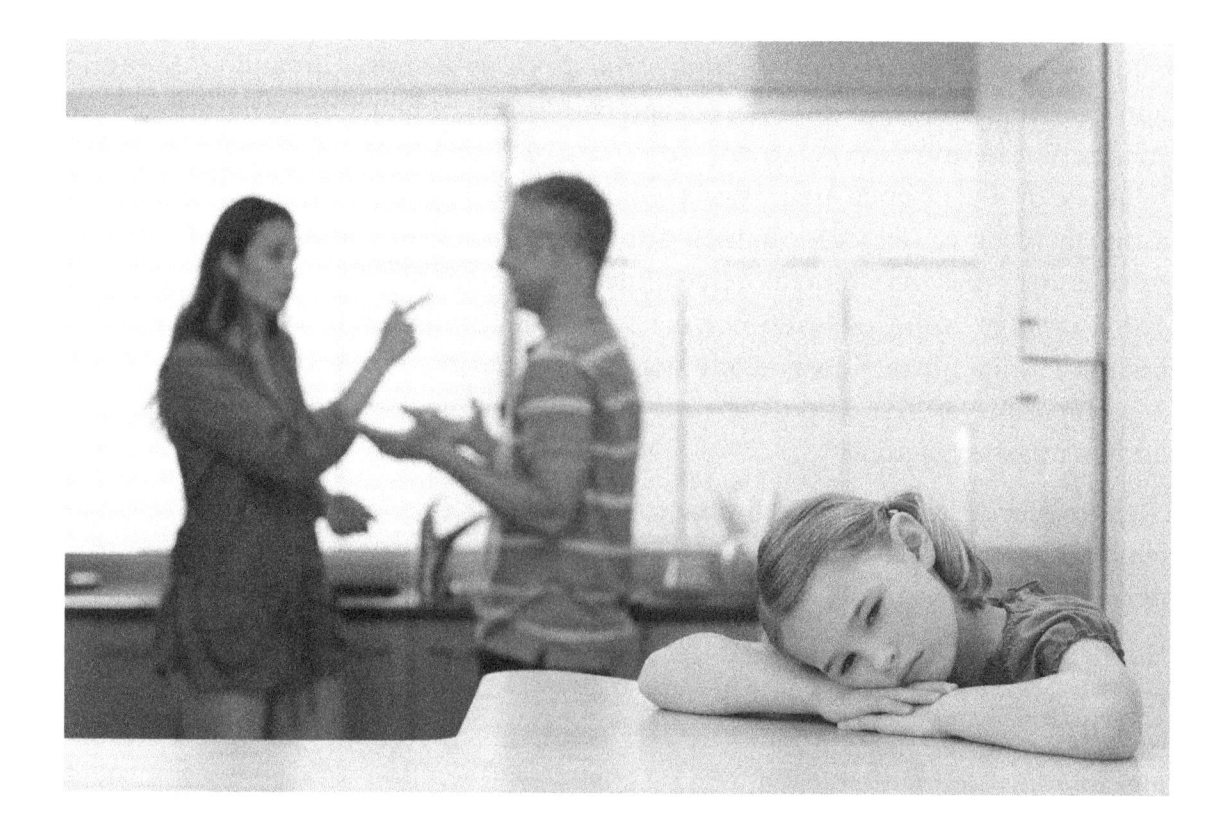

Alguns casos de dificuldade de aprendizagem são atribuídos ao ambiente familiar, que pode causar perturbação afetiva na criança, como, por exemplo:

- As crianças ficam perturbadas com o desentendimento entre os pais.
- Atitude muito exigente, muito perfeccionista dos pais, cria reação de oposição, de lentidão ou de rigidez.
- Reforçar ou cobrar muito a tarefa que deve ou não ser realizada, ou sobre as falhas da criança, provoca no sujeito falta de habilidade.

Resolver o sintoma ou a inibição de aprendizagem de fracasso escolar, quando a causa é estrutural, indivíduo/família, exige do psicopedagogo uma postura firme a fim de colocar os envolvidos em contato com a realidade para que possam atuar de maneira positiva, reconhecendo essa realidade e colocando-se à disposição para a mudança de conduta.

**Aspectos sociais:** abrangem a perspectiva da sociedade em que a família e a escola estão inseridas e da ideologia das classes sociais. Muitas vezes, a ideologia da escola não é a que os pais almejam para os seus filhos. Apesar de os pais buscarem eleger as "melhores" escolas para os seus filhos, não há garantias de que essa será a escolha ideal, pois muitas vezes a escola não corresponde às expectativas.

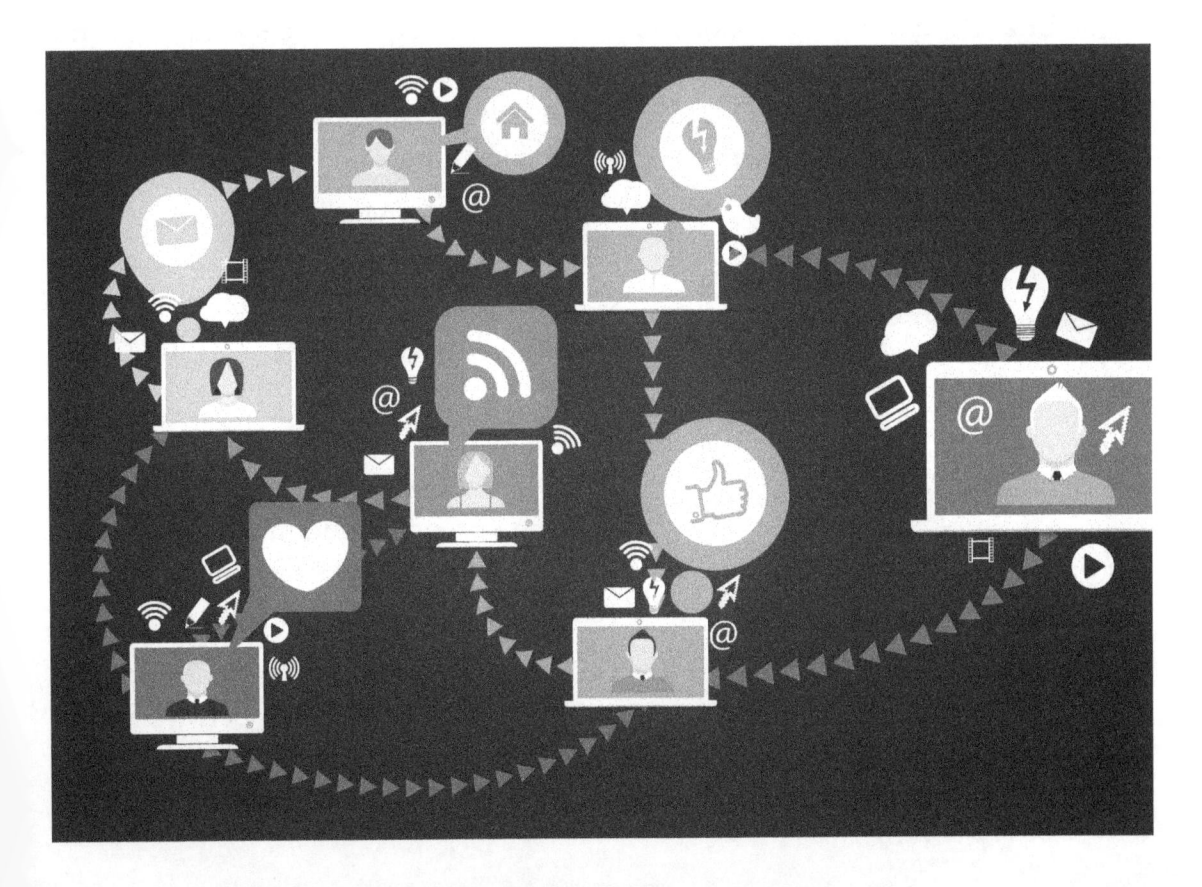

Um bom exemplo, é a democratização de algumas escolas que trabalham a diversidade e acabam enfatizando a dificuldade do aluno, acarretando baixa autoestima, um sentimento de inferioridade que o sujeito leva consigo por onde for e que, posteriormente, pode levá-lo a buscar ajuda em consultórios de psicólogos ou psicopedagogos.

Alguns questionamentos em relação à escola devem ser dirigidos aos pais:

- A escola escolhida corresponde às expectativas da família?
- A família teve a oportunidade de escolher e de conhecer a escola?

Um caso exemplar é o de uma aluna do ensino fundamental, com queixa de dificuldade de aprendizagem e falta de motivação. Só a palavra *motivação*, escrita no relatório fornecido pela escola, já era um motivo de questionamento. A mãe escolheu essa escola particular porque ganhou bolsa de estudos por meio de um sorteio. A aluna relatava que os colegas a hostilizavam dizendo que ela só tirava nota porque sua mãe "estava sempre lá", que ela não tinha condições de estudar ali porque a escola era muito "forte", além de cobrar que ela nunca contava sobre suas viagens. Outra criança, na mesma situação, poderia "tirar de letra" essas cobranças e provocações, mas esta jovem era muito tímida e reservada. Na realidade, essa aluna é disléxica e foi matriculada nessa escola porque a mãe queria que sua filha tivesse contato com pessoas de classe social superior e, como não seria possível pagar uma escola particular, beneficiou-se, então, com a bolsa de estudo. As escolas próximas de sua casa, mesmo as particulares, ainda eram de um nível social "inferior" ao que ela queria proporcionar à sua filha. Seguindo esse raciocínio, essa mãe se esqueceu de levar em conta o aspecto mais importante: o que a escola faria por sua filha. Infelizmente, o resultado foi a infelicidade da criança, além de reforçar a dificuldade que ela já trazia consigo. Tudo em função de um nível social mais alto.

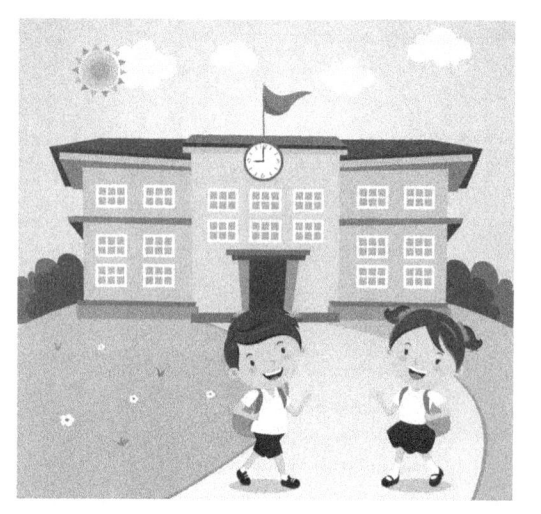

**Aspectos pedagógicos**: são os aspectos ligados à metodologia de ensino, à estruturação das turmas, à avaliação, à quantidade e qualidade de informações que interferem no processo de ensino e aprendizagem.

Alguns teóricos reforçam que a boa escola é a que fornece oportunidade para que o aluno aprenda e adquira autonomia de vida e não a que produz alunos inseguros, que não conseguem criar.

Grande parte dos autores de Psicopedagogia reforça que a aprendizagem é um processo de construção permanente, e essa construção acontece na interação com o meio em que o sujeito está inserido, inicia-se com a família e se expande para todo o rol da sociedade.

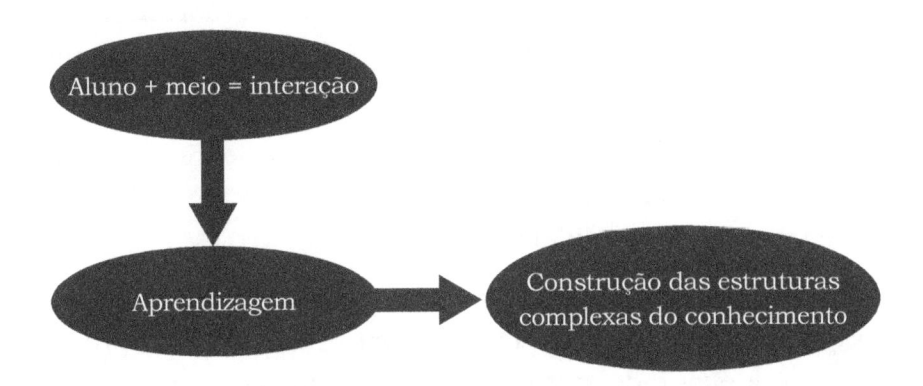

```
┌─────────────────────────┐
│ Aluno + meio = interação │
└───────────┬─────────────┘
            │
            ▼
┌──────────────────┐      ┌──────────────────────────────┐
│  Aprendizagem    │─────▶│ Construção das estruturas    │
│                  │      │ complexas do conhecimento    │
└──────────────────┘      └──────────────────────────────┘
```

Para o diagnóstico psicopedagógico devem-se levar em consideração alguns questionamentos para refinar a prática.

- Quais são os recursos utilizados para o sujeito aprender?
- Qual é o significado do conhecimento e o de aprender do sujeito e da família?
- O que foi cultuado pela família em relação ao aprender?
- Como o sujeito encara esse aprender e o não aprender?
- O que está explícito e implícito nessa aprendizagem para o sujeito?
- O quanto o não aprender é um sintoma ou uma resposta aos meios educativos?

Sintoma é toda manifestação do sujeito. O sintoma é uma forma abstrata de dizer ao outro que alguma coisa não está indo bem e classifica-se como um desvio dos padrões de normalidade da sociedade. Pode-se mencionar, como exemplo, o caso de uma criança aos seis anos de idade que escreve espelhado. Na verdade, não se espera que uma criança de 9 anos ainda esteja cometendo esse tipo equívoco. Esse é o momento em que entra em cena o conhecimento do terapeuta para identificar esses desvios e o quanto ele tem a ver com a aprendizagem escolar.

Algumas questões relativas à dificuldade de aprendizagem são fáceis de serem identificadas no sujeito, como, por exemplo:

- Questões relacionadas à cultura de um povo
- Classe socioeconômica
- Idade cronológica da criança
- Problemas familiares
- Metodologia da escola
- Exigências da escola
- Conteúdo apropriado para a turma

O processo de ensino e aprendizagem conta com duas **polaridades**: de um lado o conhecimento de quem ensina e, do outro, de quem aprende, que também traz sua bagagem de conhecimento.

Quando se fala em fracasso escolar, apenas o aprendente é mencionado. Os psicopedagogos devem estar atentos a todos que fazem parte do grupo dos ensinantes (docente, escola e família).

Embora o diagnóstico psicopedagógico identifique as dificuldades de aprendizagem, não tem como objetivo rotular o sujeito ou nomear o problema, mas, sim, por meio da queixa e do sintoma que o sujeito traz, direcionar o trabalho para proporcionar uma maneira nova, mais adequada e específica para o sujeito aprender. Para tanto, é necessário o conhecimento teórico do profissional, conforme já mencionado anteriormente, para evitar que outros envolvidos nesse processo rotulem o sujeito.

Para o diagnóstico psicopedagógico é necessário analisar duas situações: o momento presente, que chamamos de eixo horizontal, e o momento passado, chamado de eixo vertical, que corresponde à construção do sujeito. Os dois eixos serão detalhados a seguir.

Eixo Horizontal – baseia-se no conceito de que todo sintoma tem uma causa e para analisar essa causa são utilizados alguns recursos, tais como:

- Entrevista com o sujeito e familiares (pais, irmãos e quem estiver em contato direto com esse sujeito).
- Entrevista com os profissionais da escola que estejam em contato com o sujeito.
- Análise dos materiais escolares, tais como: cadernos, provas, textos, desenhos e outras produções realizadas pelo sujeito fora do consultório.
- Utilização de provas operatórias, sessões lúdicas, jogos, E.O.C.A. (Entrevista Operatória Centrada na Aprendizagem).

Eixo Vertical – baseia-se em tudo o que se relaciona ao passado desse sujeito, desde o momento da gestação (até mesmo antes) até a chegada desse bebê no lar. Na avaliação deste eixo, utilizam-se:

- Anamnese com os familiares para conhecer a história da família nuclear (pai, mãe e filhos) e a família estendida (avós maternos e paternos, tios e primos).
- Análise de documentos passados (teste do pezinho, laudos, exames, histórico cirúrgico, álbuns de fotografias, de festas de aniversário etc.).
- Conhecimento da história escolar da família.
- Como se deu o ingresso dessa criança na escola.
- Qual a reação da família a essa separação.

Pode-se exemplificar por meio do caso de uma criança do segundo ano do ensino fundamental que chega ao consultório de um psicopedagogo com queixa de baixo rendimento escolar. A mãe afirmava que a criança não apresentava nenhum problema de saúde e que duas vezes por ano passava por consulta com pediatra e oftalmologista. Pai e mãe usavam óculos e se preocupavam com a criança, no que tocava a esse aspecto, pois era muito grande a chance de ela vir a usar óculos devido à "hereditariedade". Foram formuladas diversas perguntas à mãe, relacionadas à saúde física da criança e, segundo ela, nada justificava a dificuldade da criança na escola. Aparentemente, tratava-se de um casal normal, preocupado com a educação física, social e emocional da criança. Tinham o hábito de aos finais de semana dedicarem-se exclusivamente a ela. Ajudavam na organização dos materiais escolares, nos deveres de casa, enfim, uma família equilibrada. Na anamnese foram solicitados os exames clínicos que a criança porventura houvesse realizado, e que estivessem com os pais, mas não foi entregue nenhum, apenas um relatório atual do pediatra, que informava estar a criança gozando de plena saúde física. A criança, porém, apresentava algum sinal que provocava uma enorme interrogação. O psicopedagogo, então, insistiu para que fossem trazidos para análise os laudos de exames feitos ao longo da vida da criança, inclusive o exame do pezinho, se o tivessem. A mãe, achando graça, respondeu que o possuía e que, como todos os outros exames, eram perfeitos. Qual não foi a surpresa quando se constatou que esse exame revelava a chave de parte do problema: a criança tinha sido diagnosticada com fenilcetonúria e a escola não havia sido informada a respeito das restrições alimentares necessárias para o equilíbrio da saúde dessa criança.

*Para saber mais sobre Fenilcetonúria acesse: http://www.abc.med.br/*

Depois do processo de anamnese, inicia-se o diagnóstico. Em alguns casos, a família relata que a criança já apresentou melhora, o que pode acontecer, pois a criança faz a seguinte leitura: a família está se preocupando mais comigo e me dando maior atenção. De algum modo, os pais também começam a perceber que a criança está ali, junto deles, e que não estavam dirigindo a ela um olhar específico, simplesmente viviam os dias.

Uma vez que o diagnóstico está pronto, inicia-se o processo de intervenção, utilizando recursos que possibilitem solucionar o problema. Pode-se afirmar que o diagnóstico não é estanque, pois durante o processo de intervenção, a investigação continua e novas informações vão surgindo à medida que o vínculo sujeito e profissional vai se estabelecendo.

*PARA SABER MAIS: leia Teoria do vínculo, de Pichon-Riviére.*

Para garantir a eficácia do diagnóstico, ou mesmo da intervenção, deve-se organizar um plano de trabalho de forma crescente, isto é, iniciando com tarefas mais simples, em termos de dificuldade, que proporcionarão ao sujeito atividades que ele possa realizar sem se frustrar. Essa ação deve ser levada a cabo sem que ele associe a prática de sala de aula com a do consultório.

O diagnóstico, como já mencionado, é um processo contínuo e com procedimentos específicos para cada caso, independentemente do referencial teórico adotado ou da metodologia a seguir. Desse modo, é importante que o psicopedagogo tenha em mente que o sujeito traz o seu problema e não cabe ao profissional traçar um roteiro igual para todos os sujeitos que apresentem dificuldades de aprendizagem com as mesmas características.

O momento da entrevista é considerado essencial, sendo que o local para o atendimento deve ser o consultório, visando assegurar privacidade e tranquilidade ao sujeito. O ambiente deve ser acolhedor e não se apresentar como uma sala de aula. O tempo reservado para as sessões deve ser suficiente para essa prática, nem curto, nem longo demais. No momento da entrevista com o sujeito, é relevante a "escuta" com os demais membros da família (irmãos, avós, tios ou até mesmo empregadas ou babás). Muitas vezes as babás ou empregadas sabem mais sobre a rotina da criança do que os próprios pais.

Ao iniciar o diagnóstico, devem ser selecionadas atividades mais prazerosas, sendo que o desenho é sempre bem-vindo, além de garantir uma reciprocidade com o sujeito. O "olhar e a escuta" do psicopedagogo, no entanto, farão toda a diferença, pois é na hora do jogo, dos testes, nas respostas das produções lúdicas, no discurso verbal ou simbólico que o profissional deve decifrar as mensagens que vêm nas entrelinhas. Uma expressão no olhar, ou no rosto, ou uma produção gráfica, não devem ser desconsideradas, pelo contrário, devem ser investigadas.

## 5. A primeira sessão diagnóstica

Na primeira sessão diagnóstica é comum que ocorra um sentimento de ansiedade de ambos os lados família/sujeito e terapeuta. O sujeito chega carregado de interrogações, julgando-se o maior "problemático". A ansiedade, no caso do terapeuta, manifesta-se no desejo de compreender o seu cliente e, nos pais, por terem que revelar fatos conscientes e inconscientes de suas vidas, nunca revelados antes.

A ansiedade equilibrada não é prejudicial, mas, no caso de ser excessiva, pode prejudicar o processo diagnóstico, tornando a ação improdutiva.

Pesquisa recente mostra que muitas crianças estão sendo medicadas com ritalina devido à agitação excessiva que vêm apresentando em sala de aula e ao nível de ansiedade em geral muito alto. Porém, o diagnóstico vem sendo questionado por psiquiatra que estuda a fundo esses transtornos.

> *PARA SABER MAIS:* leia *Ansiedade, como enfrentar o mal do século,* de Augusto Cury.

Deve-se indagar também se o sujeito já passou por algum tipo de terapia ou acompanhamento de algum especialista. Em caso afirmativo, convém obter maiores informações a respeito, por meio de relatórios, se houver, ou até mesmo contatando o profissional envolvido anteriormente, o que é interessante, pois ele irá passar suas impressões em relação ao sujeito e à família.

É muito comum que os pais mudem frequentemente de profissionais, o que ocorre em casos em que se observam algumas atitudes dos pais interferindo no processo da criança, sendo que mudanças de conduta dos pais incomodam, não sendo muito aceitas. Os pais, então, preferem mudar de terapeuta, até para ouvirem que o problema é de qualquer um, menos deles próprios.

A entrevista pode ser iniciada com uma pergunta ao sujeito: "Você sabe por que está aqui?" A resposta às vezes é intrigante, vindo recheada de questões a investigar, como, por exemplo: " Minha mãe falou que você vai me ajudar a melhorar na escola", ou "Você vai me ensinar melhor", ou "Não sei, ninguém me falou nada", ou "Porque eu tenho um problema", ou ainda, "A professora pediu um negócio (o diagnóstico) que eu não lembro o nome, mas eu não sei ler e ela briga muito comigo."

No momento da entrevista, há questões que colaboram muito para o diagnóstico e, portanto, devem ser observadas:

- O respeito pela diferentes opiniões.
- O respeito pela vez de cada um se pronunciar.
- A observação sobre quem fala, se apenas um dos membros da família se manifesta, impedindo que os demais o façam.
- Como acontecem as interrupções das falas dos outros.
- O tipo de vínculo entre os membros da família: pai, mãe e filho.
- Como se colocam em relação à queixa da escola.
- Qual o conhecimento dos pais sobre o diagnóstico psicopedagógico.
- O que o sintoma em questão trouxe para a família.

Essas indagações são importantes porque fazem a família refletir a respeito de suas ações. Muitas vezes, os pais relatam que a criança apresentou melhora antes mesmo de se iniciar o "tratamento". Esse resultado se deve ao fato de os pais passarem a ter outro olhar para a dificuldade de aprendizagem da criança.

No diagnóstico psicopedagógico, a entrevista inicial é muito significativa e deve ocorrer antes da anamnese, pois esse momento serve para esclarecimentos e também para que todos os envolvidos conheçam o processo e se construa um vínculo, para que pais, sujeito e terapeuta sintam-se confortáveis para dar início ao processo diagnóstico psicopedagógico.

## Glossário – Unidade 1

**Afasia** – perda da capacidade da linguagem falada ou escrita (linguística).

**Anamnese** – entrevista realizada por psicólogo ou psicopsicopedagogo com o paciente.

**Contratransferência** – sentimentos positivos ou negativos em relação ao cliente.

**Disfasia** – compreender a linguagem falada ou escrita.

**Polaridade** – opostos.

**Subjetividade** – opinião pessoal.

**Sujeito** – pessoa de quem se fala.

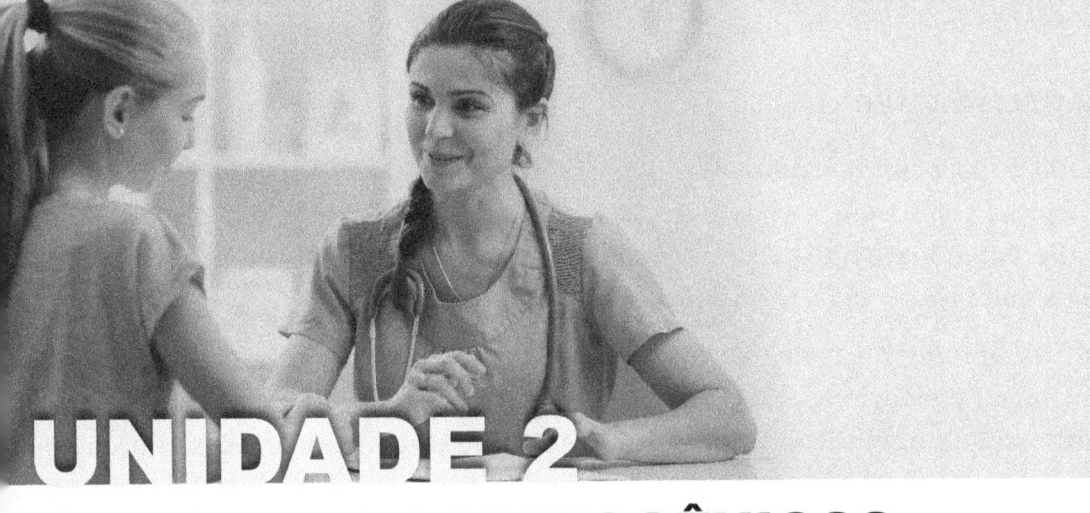

# UNIDADE 2
## FATORES PSICOPATOGÊNICOS INDIVIDUAIS E/OU CONTEXTUAIS DOS DISTÚRBIOS DE APRENDIZAGEM

**Capítulo 1** Aprendizagem, 30

**Capítulo 2** Normal e patológico, 32

**Capítulo 3** Dificuldades de aprendizagem, 33

**Capítulo 4** Fatores psicopatogênicos individuais e/ou contextuais dos distúrbios de aprendizagem, 36

**Capítulo 5** Fatores etiológicos do distúrbio de aprendizagem, 37

**Capítulo 6** Fatores de envolvimento e de privação cultural, 45

**Capítulo 7** Análise contextual das dificuldades de aprendizagem, 46

**Capítulo 8** Reação contextual social, 47

Glossário, 50

# 1. Aprendizagem

Quando se fala em aprendizagem, logo se pensa na escola como aprendizagem acadêmica, como se o ato de aprender acontecesse somente em uma sala de aula. Porém, não é o que ocorre, tratando-se, na realidade, de um processo muito mais complexo e igualmente muito mais amplo.

O ato de aprender envolve vários fatores, tais como: intelectual, psicomotor, físico, social e emocional. Dentre esses fatores, o emocional é o que tem maior importância na aprendizagem infantil, sendo que os demais guardam sua devida importância também.

A aprendizagem, conforme o explicitado no capítulo anterior, traz para o sujeito autonomia e conhecimento. Quando se observam mudanças de comportamento no sujeito, podemos dizer que houve aprendizado significativo para ele.

Para que a aprendizagem seja eficaz e garanta a mudança de comportamento, ela não deve ser ministrada de forma mecânica. O sujeito precisa enxergar um sentido, uma relação entre o que está aprendendo e a sua vida.

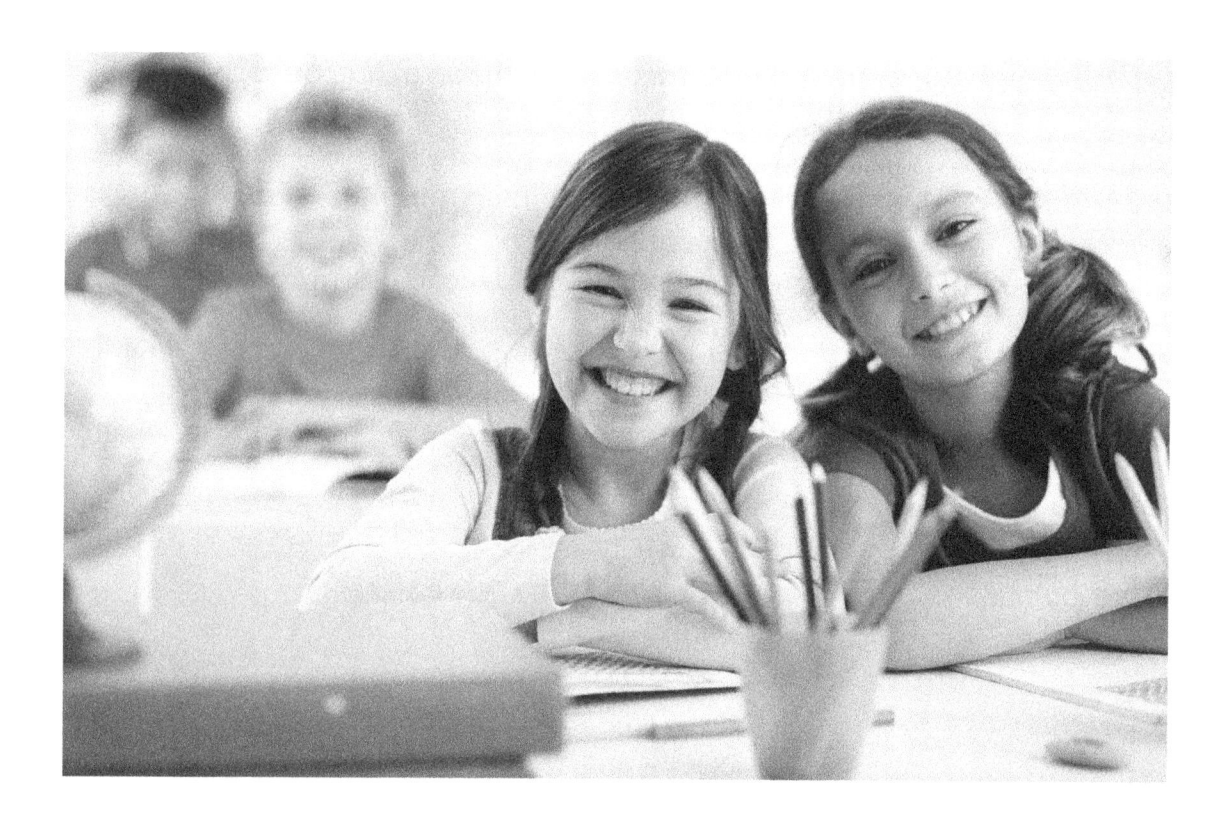

É importante lembrar que para que ocorra a aprendizagem, deve-se respeitar o desenvolvimento das estruturas corporais, neurológicas e orgânicas de cada criança. Pode-se citar o exemplo do bebê, que não aprende a andar assim que é colocado no chão, mas passa por um processo de desenvolvimento até chegar a andar. Assim também ocorre na aprendizagem acadêmica, sendo impossível que uma criança de cinco anos, ao chegar à escola, já consiga ter o domínio do uso do lápis, do tamanho da letra e do manuseio da tesoura. Ela tem que passar por todo o processo de aprendizagem para chegar a dominar essas habilidades. Na realidade, não é o que se vê pelas escolas, crianças pequenas com um vasto conteúdo na lousa.

Todo conteúdo a ser transmitido para a criança deve imprescindivelmente respeitar as etapas do desenvolvimento infantil, caso contrário, a escola e o professor estarão contribuindo para a promoção de uma dificuldade de aprendizagem em seu aluno.

Um bom exemplo de desrespeito às etapas citadas, é o caso da mãe de uma criança de cinco anos, que matriculou sua filha na primeira série, quando na época deveria tê-la matriculado em uma escola infantil (atualmente, a idade mínima foi alterada). Na ocasião, a criança foi matriculada na primeira série, tendo frequentado as aulas por mais de um mês. A professora, percebendo que as reações da criança eram diferentes dos demais alunos, foi averiguar as condições do ingresso, constatando que a aluna estava com a idade abaixo da faixa etária exigida para a série. Ao informar a mãe, constatou-se que ela já havia percebido o engano, porém não havia procurado a escola a fim de reparar o equívoco porque acreditou que a criança estivesse ganhando um ano em sua vida (no início, ela estava respondendo às expectativas da mãe). Infelizmente, essa mãe não imaginou que poderia haver outra hipótese. Apesar de muito ativa e participativa, a aluna não apresentava alguns requisitos básicos, como motricidade fina, habilidade para pegar no lápis, usar a cola, recortar etc., fundamentais para um aluno da primeira série. A criança, por ter criado um vínculo forte com os colegas e com a professora, causou maior dificuldade para a tomada de decisão, por parte da escola, em deixá-la na série na qual fora matriculada ou transferi-la para o ensino infantil. Após análise criteriosa, apesar de a mãe ser totalmente contra, optou-se por transferi-la. Talvez, se essa criança permanecesse no primeiro ano poderia vir a apresentar dificuldade de aprendizagem por responsabilidade da escola.

As escolas atualmente estão recebendo a cada ano crianças mais novas e imaturas, sendo que uma porcentagem dessas crianças revela problemas de aprendizagem. Apresentam-se cognitivamente muito estimuladas, porém imaturas no que se refere ao desenvolvimento motor. As crianças mudaram, mas os professores são os mesmos e estão despreparados para recebê-las, aplicando em sala de aula o mesmo conteúdo praticado há décadas.

Alguns profissionais afirmam que crianças que utilizam o *mouse* e o teclado de um computador, ou o celular, são totalmente capazes, o que é questionável. Mas, só isso é suficiente para comprovar a capacidade delas?

Escolas e professores têm que estar preparados e devem deter o conhecimento necessário para essa nova realidade. Mas, será que estão?

> *PARA LEMBRAR: conforme já demonstrado na Unidade 1, sempre é bom reforçar a necessidade de os profissionais, sejam eles professores ou psicopedagogos, se valerem de um embasamento teórico, para ter em mente o que é normal e o que é patológico, e estarem sempre em busca de novos conhecimentos e paradigmas.*

## 2. Normal e patológico

Como se pode determinar o que é normal ou patológico?

A Dificuldade de Aprendizagem (DA), ou problema de aprendizagem, ocorre no período escolar em momentos diferentes para cada sujeito, o que implica uma investigação envolvendo a família da criança para descobrir o que está impedindo ou impossibilitando o seu aprendizado.

O profissional, quer seja ele professor ou psicopedagogo, deve conhecer as manifestações próprias do pensamento infantil das diversas faixas etárias para identificar o estágio em que o sujeito se encontra. Detendo esse conhecimento, o profissional tem como avaliar e conduzir o trabalho de reeducação.

> *PARA SABER MAIS: leia mais sobre Normal ou Patológico no Manual de Psicopatologia Infantil, de Ajuriaguerra.*

O sujeito, para ter um bom desenvolvimento, precisa de um ambiente afetivamente equilibrado, no qual possa satisfazer as necessidades inerentes ao seu estado infantil. Quando isso não ocorre, gera uma situação de desequilíbrio, resultando muitas vezes em comportamento problemático ou mesmo patológico. Esse desequilíbrio manifesta-se em dificuldade emocional, supersensibilidade, sentimento de rejeição, sensação de pânico, ansiedade, regressão ou infantilização.

O comportamento anormal da criança pode ter origem na própria criança, chamado de fator genético, e quando decorrente do meio ambiente, de fator social.

O professor, ao observar as anormalidades, deve levar em conta as características apresentadas pelo sujeito, a permanência do sintoma, se a criança está vivendo um período difícil em seu lar ou na escola, se essa é uma situação provisória a partir de um problema pontual, para depois poder ajudar a criança a superar esse conflito. Dependendo do tempo de permanência do sintoma, torna-se difícil para o professor identificar ou diferenciar uma dificuldade de aprendizagem de um distúrbio.

Cabe ao professor perceber que seu aluno está apresentando uma dificuldade de aprendizagem e até investigar, envolvendo os pais para descobrir se ocorrem fatores orgânicos, neurológicos, mentais e/ou psicológicos, e fazer os devidos encaminhamentos.

## 3. Dificuldades de aprendizagem

No passado, a dificuldade de aprendizagem teve várias definições que levaram os profissionais a tomarem outros rumos nos diagnósticos e, por conseguinte, levando a escola a classificá-los (rotulá-los), excluindo-os do convívio com os demais alunos. Assim, o sistema criou classes de alunos especiais, classificados como deficientes mentais.

Definições mais frequentes, como lesão cerebral, disfunção cerebral mínima, hiperatividade, dificuldades perceptivas, dificuldades de linguagem, dislexia, distúrbios de aprendizagem psiconeurológicos, enfim, todos esses conceitos já foram utilizados para nomear a dificuldade de aprendizagem.

Atualmente, sabe-se que criança com dificuldade de aprendizagem não deve ser classificada como deficiente mental. Ela pode apresentar problemas de comportamento, discrepância na linguagem, dificuldade psicomotora, mas aprende segundo o seu ritmo mais compassado. Para essa criança, algumas coisas podem ser muito difíceis de aprender, ao passo que outras ela aprende com mais facilidade. No entanto, os programas escolares não estão preparados para enfrentar esse tipo de ocorrências.

Caso a escola não perceba a dificuldade de aprendizagem, e na maioria das vezes não percebe, acaba reforçando a inabilidade da criança, fazendo com que o quadro se agrave e que a criança arraste essa dificuldade por toda sua vida, como se pode perceber em vários casos de abandono escolar.

Não se pode definir que a criança com dificuldade de aprendizagem seja portadora de deficiência visual, auditiva ou mental, porém, que fique bem claro: nesses casos, a inteligência é normal, apenas a forma como ela aprende se diferencia dos esquemas padronizados.

A dificuldade de aprendizagem tem origem orgânica, na maioria dos casos, e de alguma forma está ligada ao funcionamento do Sistema Nervoso Central, órgão responsável pela aprendizagem.

O cérebro se desenvolve desde o período intrauterino, dos primeiros trimestres de gestação até 30 meses de vida da criança, e qualquer dano, mínimo ou severo, nesse período do desenvolvimento, acarretará comprometimento na aprendizagem verbal ou não verbal.

Autores afirmam que a má alimentação da mãe ou a falta dela, bem como a falta proteica nessa fase do desenvolvimento gestacional e/ou uso do álcool, poderão provocar na criança dificuldade de atenção, problemas de motricidade, instabilidade emocional e até danos mais severos. Portanto, conhecer sobre o funcionamento do cérebro e sua relação com a aprendizagem e o comportamento possibilitará ao profissional maior eficácia no diagnóstico e na intervenção que, juntamente com os recursos já conhecidos, serão mais bem utilizados, garantindo a reeducação da criança.

Muitas vezes, crianças são encaminhadas para o psicopedagogo com um relatório do neurologista que utiliza termos próprios de sua área de atuação, os quais o educador ou psicopedagogo não domina. O que fazer nesses casos?

Um professor, identificando que seu aluno apresentava dificuldade na aprendizagem, "achou" que a criança tinha problemas e pediu aos pais que o levassem ao neurologista, porém não elaborou um relatório dirigido ao médico contendo o motivo que o levou a solicitar o encaminhamento. Os pais atenderam à solicitação, levando o aluno à consulta. A devolutiva do neurologista foi exatamente assim: "O aluno apresentou um 'problema', solicito exercitar o lóbulo frontal". O professor que solicitou o encaminhamento ao neurologista desconhecia o processo, pois ele encaminhou o aluno ao médico apenas para confirmar suas suspeitas, porém, ao vê-las confirmadas, não soube interpretar as informações e nem o que fazer com o relatório. O procedimento correto seria encaminhá-lo ao psicopedagogo, que saberia como conduzir o processo.

É necessário que o professor conheça o funcionamento do sistema nervoso central para entender o seu aluno e fazer algo por ele, e é imprescindível ao psicopedagogo, para que proceda à intervenção e à reeducação do aluno.

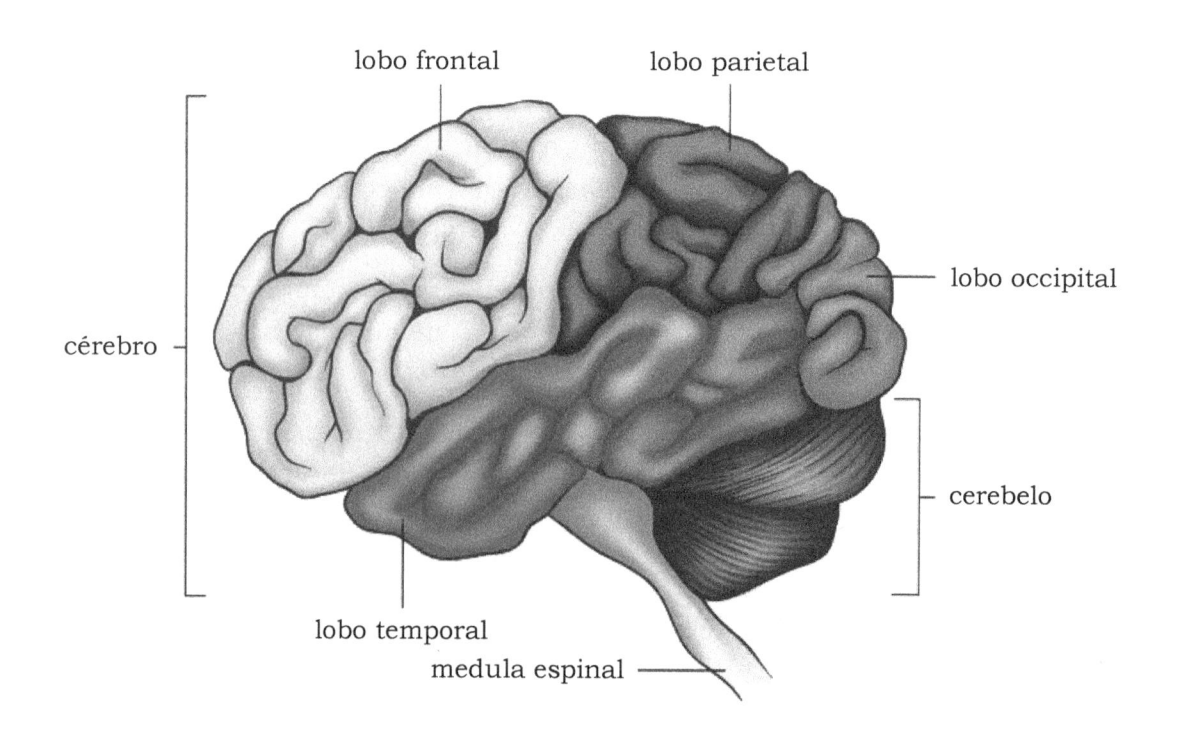

Alguns sintomas apresentados pela criança muitas vezes sugerem uma avaliação neurológica ou neuropsicológica e é fundamental, para isso, que o professor elabore um relatório, destacando suas observações em relação às habilidades do seu aluno, justificando o motivo do encaminhamento.

Conforme a figura anterior, o cérebro se divide da seguinte forma:

Funções do cérebro:

Lóbulo frontal (*frontal lobe*)

- Atividades visoposturais
- Controle emocional
- Escrita
- Estrutura espaço temporal
- Exploração visual
- Fala
- Função motora e psicomotora
- Julgamento social
- Memória imediata
- Motivação
- Seriação/ordenação
- Programação

Lóbulo Parietal (*parietal lobe*)

- Elaboração grafomotora
- Imagem espacial, corporal
- Direcionamento
- Reconhecimento de formas, objetos, sensações
- Leitura
- Discriminação tátil sinestésica
- Processamento espacial

Lóbulo Temporal (*temporal lobe*)

- Estímulo auditivo
- Percepção auditiva verbal e não verbal

- Associação auditiva/visual
- Memória auditiva de curto/longo prazo
- Interpretação de imagem (figura)

Lóbulo Occipital (*occipital lobe*)

- Estimulação e percepção visual
- Sequência e rotação visual
- Figura-fundo

Cerebelo (*cerebellum*)

- Coordenação dos movimentos automáticos e voluntários
- Proprioceptividade
- Regulação de padrões motores

Obs.: As funções do cérebro mencionadas são as mais comuns e suficientes para o estudo inicial da dificuldade de aprendizagem.

> *PARA SABER MAIS e conhecer mais sobre as funções do cérebro consulte: Introdução às dificuldades de aprendizagem, de Vitor da Fonseca.*

Alguns profissionais da área médica colocam em seus relatórios apenas o hemisfério comprometido (hemisfério direito ou hemisfério esquerdo).

Espera-se que crianças da educação infantil apresentem habilidades como desenhar, colorir, recortar figuras, fazer brincadeiras, como saltar, jogar etc., funções realizadas pelo hemisfério direito. Do mesmo modo, espera-se que crianças das séries iniciais apresentem habilidades de ler, escrever, contar etc., funções que o hemisfério esquerdo realiza.

## 4. Fatores psicopatogênicos individuais e/ou contextuais dos distúrbios de aprendizagem

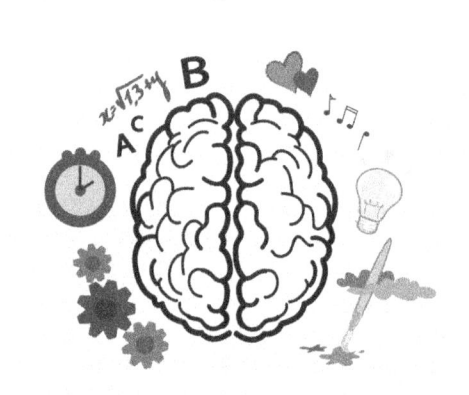

Os termos dificuldade de aprendizagem e distúrbio de aprendizagem causam confusão. O primeiro, dificuldade de aprendizagem, é de origem pedagógica e caracteriza-se por um resultado consideravelmente abaixo do esperado no desenvolvimento de elementos básicos como: escuta, fala, leitura, escrita, raciocínio lógico e habilidades matemáticas. Já o segundo, distúrbio de aprendizagem, é de origem neurológica e está relacionado com fundamentos orgânicos, como: lesão cerebral, hereditariedade, características de funcionamento do sistema nervoso central e outros, e demandam um tratamento específico.

*PARA SABER MAIS: leia sobre distúrbio de aprendizagem no site https://scholar.google.com.br/scholar?hl=pt-BR&q=disturbio+de+aprendizagem&btnG=&lr=*

O cérebro é o órgão determinante para o processo de aprendizagem acadêmica ou não e, portanto, serão estudadas a seguir as causas da disfunção psiconeurológica do processamento da informação que dificultam a aprendizagem.

## 5. Fatores etiológicos do distúrbio de aprendizagem

Embora muito se tenha discutido a respeito da relação hereditariedade *versus* circunstâncias (meio), no âmbito de aprendizagem, ainda é comum que se atribua forte tendência ao enfoque unidirecional, porém, conforme visto anteriormente, a causa ou origem da dificuldade de aprendizagem deve ser tratada apenas quando houver o aprofundamento dos estudos sociais (contexto macro) apoiados no entendimento do sujeito (contexto individual).

Observe abaixo que todos os fatores representados na figura encontram-se interligados. Por meio de um estudo intradisciplinar, para um estudo interdisciplinar integrado, é que será possível conhecer melhor o contexto.

**Fatores Etiológicos dos Distúrbios de Aprendizagem**

- Pré-natal
- Cuidados de saúde da mãe
- Nutrição da mãe
- Condições defectológicas
- Desenvolvi/o cerebral do feto
- Desenvolvi/o cerebral do recém-nascido
- Atraso desenvolvimento
- Mortalidade infantil
- Morbidade

▢ **Fatores patogênicos do envolvimento**
■ **Fatores sociais**

Observe a figura abaixo, que representa uma visão completa das dificuldades de aprendizado, considerando os fatores etiológicos, segundo alguns teóricos, e o estudo interdisciplinar das DAs. As causas das Dificuldades de Aprendizagem são divididas em finais, formais, materiais e originais e possuem interfluência entre si nos dois sentidos (representada pelas setas no círculo intermediário).

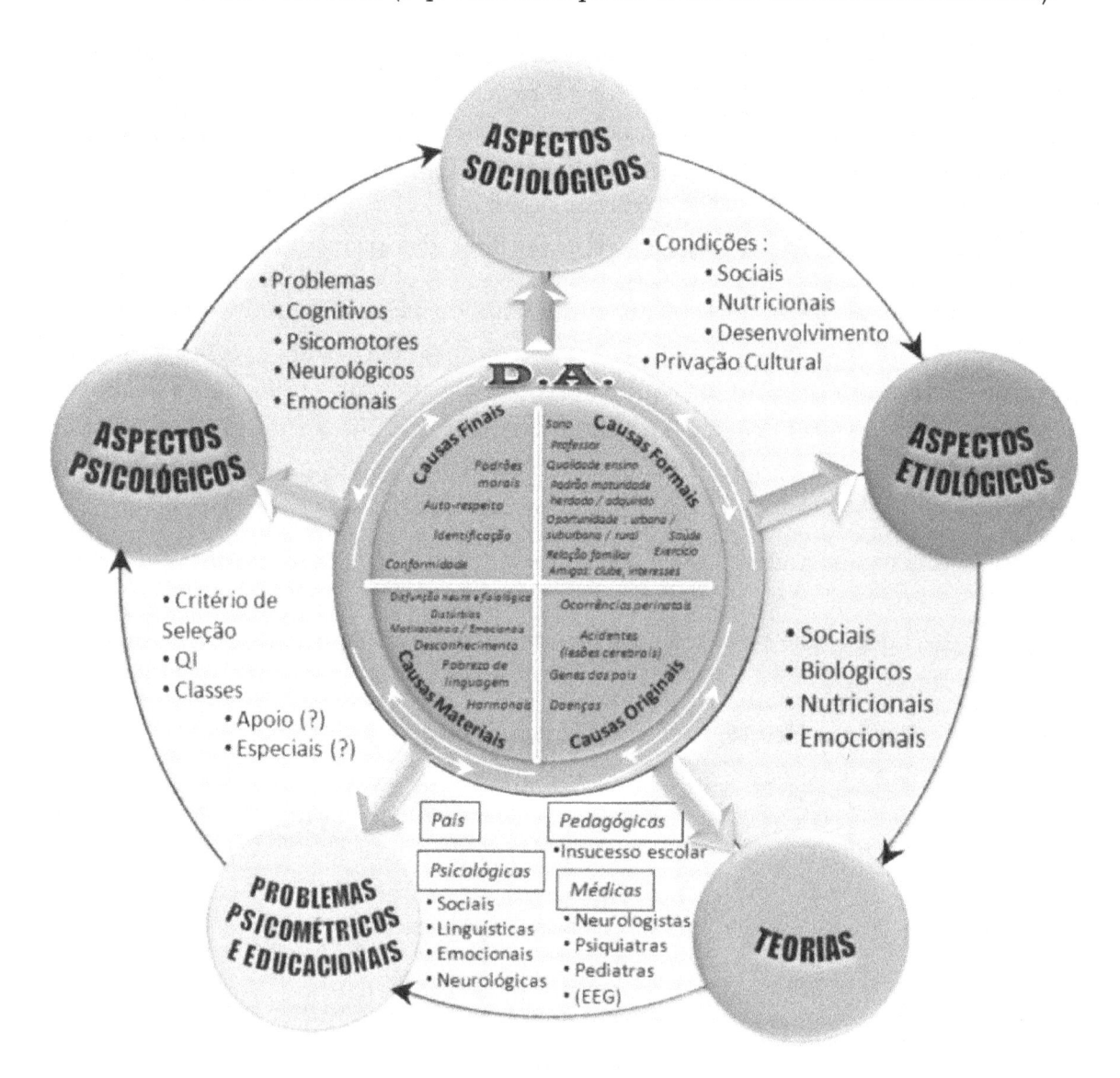

Uma vez conhecido e aprofundado o tema, é importante complementar este estudo com as características das DAs para que, ainda assim, não haja um diagnóstico errôneo do sujeito. O quadro a seguir apresenta algumas delas segundo alguns teóricos.

| Características das D. A. | | | | | |
|---|---|---|---|---|---|
| Fatores | Emocionais | Visuoespaciais | Auditivos | Motores | Conceituais |
| | Reação | Constância da forma | Memória | Equilíbrio | Generalização |
| | Ansiedade | Análise seletiva | Tolerância de ruídos | Fala | Indução |
| | Falta de motivação | Memória | Complemento | Mãos e dedos | Dedução |
| | Distratibilidade | Reversibilidade espacial | Discriminação | Olhos | Relatividade |
| | | | | Hiperatividade | |
| | | | | Lentidão | |

Na prática, a identificação da dificuldade de aprendizagem, sinalizando que alguma coisa não "vai bem", pode ser reconhecida pelas características apresentadas pelo sujeito, que podem ser exemplificadas da seguinte forma:

- Discriminação auditiva das vogais
- Em sequência fonema-grafema
- Auditiva, pobreza de complemento auditivo
- Linguagem falada
- Imaturidade das funções da linguagem
- Lateralidade
- Escrita espelhada
- De direção
- Associar fatos verbais e conceitos direcionais
- Ditado
- Em uma segunda língua.

Vale reforçar que nem todas as características precisam constar de forma imprescindível para a caracterização do problema. A dislexia também apresenta essas características mencionadas, mas é um distúrbio de fator genético hereditário.

Para lembrar: a dislexia tem origem genética e hereditária.

## Fatores biológicos

Dos fatores biológicos das DAs, destacamos os fatores genéticos:

- Pré-natal
- Perinatal

- Pós-natal
- Fatores neurológicos
- Fatores neuropsicológicos

Alguns estudiosos tornaram públicas questões determinantes para o desenvolvimento cognitivo, quais sejam:

- Problema intrauterino
- Variações genéticas
- **Anóxia**
- **Hipóxia**
- Malformação congênita
- Incompatibilidade de Rh
- Lesões cerebrais
- Doenças infecciosas
- Hemorragias cerebrais
- Disfunção cerebral
- Prematuridade
- Desordem do desenvolvimento
- Anemias
- Malnutrição
- Traumatismo e acidentes

Lembrando que o meio age como um facilitador da aprendizagem, é importante ter em mente que o potencial de aprendizagem é parcialmente adquirido de pai para filho.

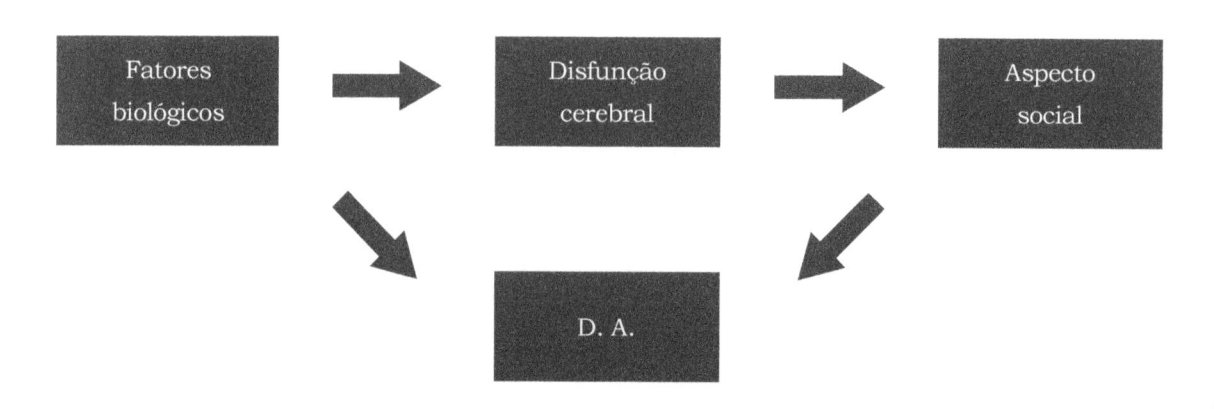

```
Fatores biológicos → Disfunção cerebral → Aspecto social
                          ↓
                        D. A.
```

Mesmo que as funções cerebrais acusem algum dano, ainda é possível trabalhar na reeducação, prova disso é o exemplo do caso de um sujeito que sofreu um acidente de moto, apresentando uma perda encefálica. O neurocirurgião, para substituir as funções do local afetado, encaminhou-o ao psicopedagogo para estimulação de outras áreas cerebrais. Quando os menores resultados foram se apresentando, o sujeito abandonou a terapia afirmando que sozinho poderia dar continuidade à reeducação. Conforme relato do neurologista, o sujeito não conseguiu realizar sozinho a reeducação, mas também não retornou às consultas, nem às terapias, perdendo a oportunidade de desfrutar de uma vida com mais qualidade.

## Fatores genéticos

Os fatores genéticos são ocasionados por alterações cromossômicas e também por herança genética. A dislexia, por exemplo, é um fator genético de padrões neurológicos essenciais para o desenvolvimento das habilidades de leitura. Fatores genéticos podem afetar as:

Habilidades linguísticas:

- Discriminação auditiva e visual
- Sequenciação
- Associação auditiva

Habilidades psicomotoras:

- Lateralização
- Visuoespacial
- Dominância de hemisférios
- Integração intersensorial
- Significação
- Generalização

Apesar de haver poucas pesquisas sobre hereditariedade e dislexia, é importante conhecer a causa para poder fazer a identificação precoce, contribuindo, assim, para um diagnóstico correto seguido de seu respectivo tratamento.

A Síndrome de Down também é ocasionada por desordem genética ou anormalidade cromossômica. Apesar de apresentar dificuldade de aprendizagem, o sujeito com Síndrome de Down consegue aprender, porém em um ritmo mais lento. Pode-se citar como exemplo o caso um aluno de quatorze anos com síndrome de Down, que cursava o quinto ano em uma sala regular. Apesar de toda sua dificuldade, foi possível alfabetizá-lo com método fônico. O resultado foi surpreendente, seu desenvolvimento superou as expectativas dele, da própria escola e da família.

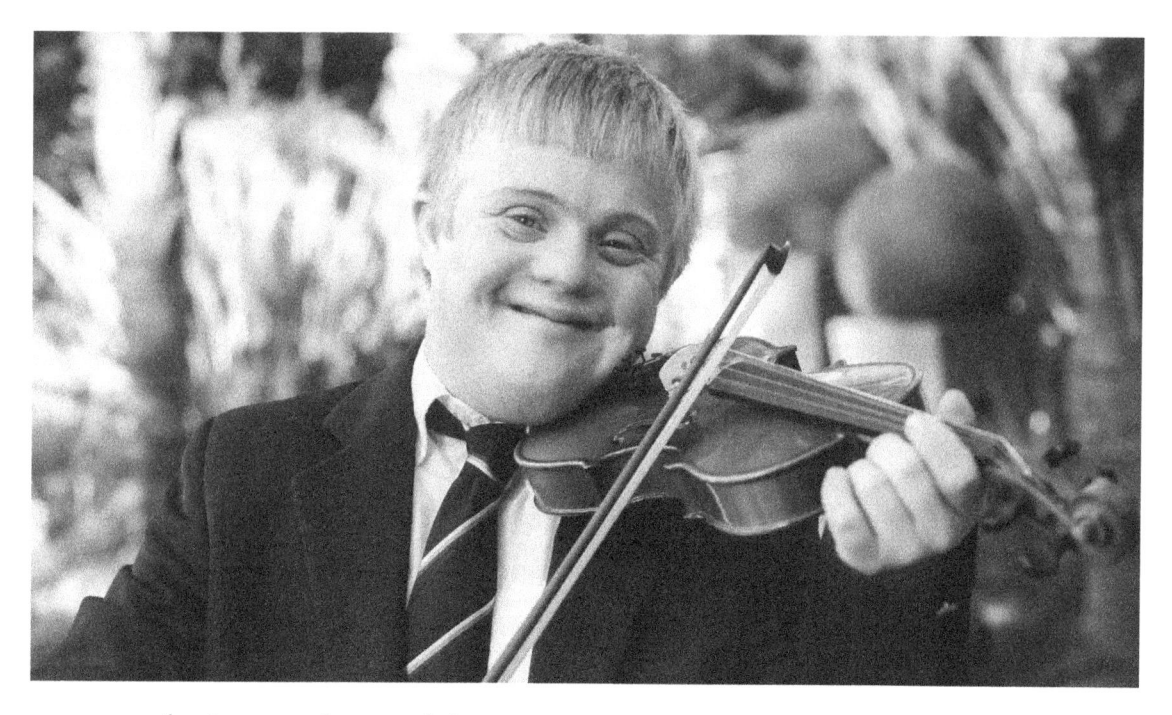

## Fatores pré, peri e pós-natal

Alguns estudiosos realizaram uma pesquisa fazendo o acompanhamento com crianças que sofreram anóxia no parto e com crianças que não passaram por esse processo. Puderam então observar que as crianças não afetadas apresentaram melhor desempenho na leitura, na atenção e na concentração.

Outra situação relatada na pesquisa foi a de crianças com problemas de aprendizagem cujas mães tiveram complicações no parto, tais como: pré-**eclâmpsia**, hipertensão e hemorragia vaginal.

Outros casos igualmente apresentaram problemas de aprendizagem, decorrentes de fatores como prematuridade e parto prolongado, somados a condições socioeconômicas desfavoráveis.

## Fatores Neurobiológico e Neurofisiológico

Pesquisas comprovaram que a falta de amadurecimento do cérebro provoca disfunção na aprendizagem. A malnutrição, as carências afetivas e a falta de estímulo no período de desenvolvimento da criança afetam o desenvolvimento do sistema nervoso central. Há autores que afirmam que a malnutrição acarreta problemas no desenvolvimento cognitivo com implicações na leitura.

O sistema nervoso está em formação a partir do primeiro trimestre de gestação até os dois anos de idade. Portanto, qualquer lesão que porventura ocorra nesse período poderá vir a prejudicar o processo de aprendizagem verbal ou não verbal do sujeito. Malnutrição nesse período do desenvolvimento, por exemplo, acarretará transtorno na integração audiovisual, integração visuocinestésica e intersensorial.

Até os três anos de idade, o sistema nervoso central está em processo de amadurecimento e de aquisição de aprendizagem. A deficiência proteica nessa fase também pode provocar perturbações do tipo:

- Tônica
- Controle da atenção
- Motricidade
- Hiperirritabilidade
- Instabilidade emocional

Para lembrar: o conhecimento teórico é essencial para se compreender alguns relatórios médicos.

O uso de álcool e drogas no período de gestação também acarreta prejuízo no desenvolvimento da criança, comprometendo sua aprendizagem acadêmica.

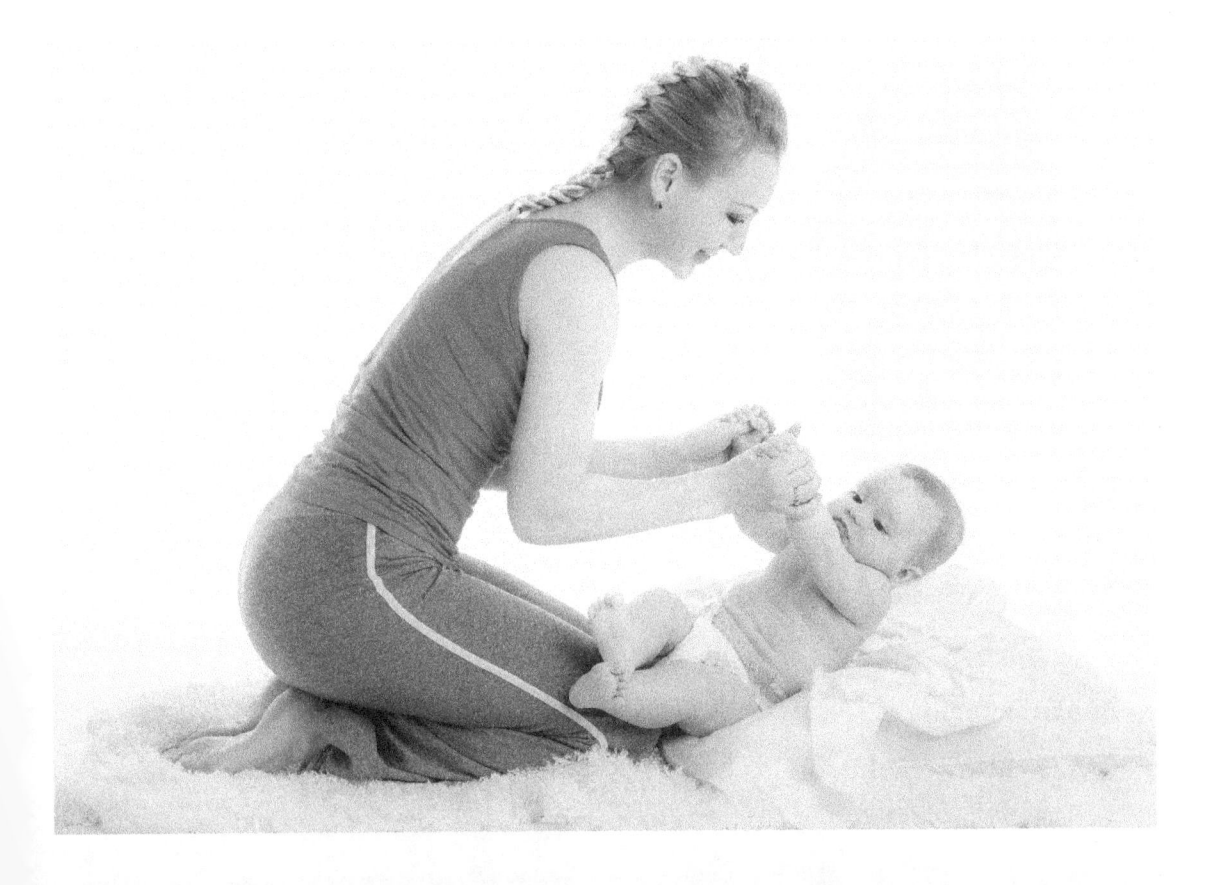

Muitos pais procuram profissionais da área médica porque seu filho aos três anos ainda não fala. Algumas crianças, no entanto, que em casa comunicam-se oralmente muito pouco, quando entram para a escola, para creches ou escolinhas, "aprendem a falar", tornando-se evidente que no ambiente escolar elas são bem mais estimuladas do que em casa. Esse estímulo, na verdade, já deveria ter ocorrido anteriormente, no lar, pois essa falta, nesse período, prejudica a maturação neurobiológica das áreas associativas do cérebro.

A relação entre mãe e filho, de zero aos quatro anos de idade, determina a maturidade emocional e cognitiva da criança e faz despertar o interesse por estímulos auditivos, proporcionando uma receptividade e uma compreensão linguística fonética, semântica e de sintaxe.

## Fatores sociais

Grandes discussões giram em torno dos fatores sociais, sendo que alguns escritores descartam a possibilidade de dificuldade de aprendizagem tendo fatores sociais como causa, já outros têm suas teses voltadas para a pesquisa dos fatores sociais como causa e defendem que privações culturais e de classe social têm grande influência nas dificuldades de aprendizagem, afirmando que em suas pesquisas aprofundadas voltadas para a dificuldade de aprendizagem, as características predominantes foram:

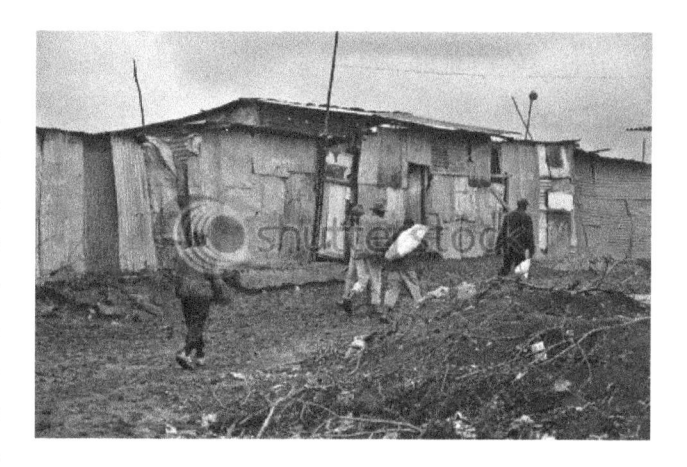

- Carência afetiva do contexto familiar, ou seja, relação mãe e filho
- Condições de moradia
- Condição sanitária e de higiene
- Condição nutricional
- Estimulação precoce
- Interação sociolinguística
- Atividades lúdicas e psicomotoras
- Ambiente repressivo
- Nível de ansiedade muito alto
- Desemprego
- Analfabetismo
- Zonas rurais e suburbanas

- Modelo linguístico muito pobre
- **Hospitalismo**
- Método de ensino inadequado e impróprio

Durante anos de trabalho em escolas centrais e de periferia, pude observar o quanto essas características pesam na vida dessas crianças, não apenas no aspecto de aprendizagem, mas como um todo em suas vidas.

Fatores bioetiológicos estão ligados aos fatores socioetiológicos. Ambos provocam uma relação complexa, presente nos casos de dificuldade de aprendizagem.

Condições sociais desfavoráveis e desumanas são indutoras do atraso do sistema nervoso central (SNC). Crianças privadas de estímulo social, cultural e econômico têm sua formação acadêmica bastante prejudicada.

## 6. Fatores de envolvimento e de privação cultural

Grandes discussões envolvem o tema. Alguns pesquisadores reforçam que crianças que passam por privação social demonstram que são bombardeadas por estímulos negativos e privadas de estímulos auditivos e linguísticos essenciais para o processamento de informação, de atenção seletiva e de identificação, que prejudicam o desenvolvimento da linguagem e a elaboração das estruturas cognitivas. Afirmam também que a escola acaba levando essas crianças que sofrem com privação cultural ao abandono escolar, pois "excluem" os que não dominam a linguagem e não compreendem o vocabulário do professor. Será que o professor em algum momento se deu conta de que sua atitude muitas vezes corrobora a exclusão do aluno?

Quando se compara a clientela de escolas de periferia com a das escolas de bairros melhores, pode-se comprovar essa realidade e afirmar, ainda, que não se excluem somente os alunos, mas os pais desses alunos também. Muitas vezes os pais não comparecem às reuniões porque não compreendem o que os professores estão falando.

A falta de nivelamento na comunicação entre as partes envolvidas também prejudica o processo de diagnóstico, pois existem barreiras regionais, socioculturais, de classes sociais (professores transferidos de escolas de periferia ou para escolas de periferia), intelectuais e até mesmo de vestimenta (professores muito bem vestidos geram constrangimento no relacionamento entre pais e professores).

*PARA SABER MAIS: leia Psicanálise e Educação: novos operadores de leitura, de Leny Magalhães Mrech. (Quem é o professor?)*

Exemplificando, em uma sala de aula de uma escola de comunidade, na cidade de São Paulo capital, portanto na periferia, uma vaga foi garantida para um aluno transferido do interior nordestino. Como a escola de origem iria enviar a transferência pelo correio, "atentem para o detalhe: por correio na era da cibernética", levaria algum tempo para que os documentos chegassem. O aluno, obviamente, não poderia ficar fora da escola, sendo que as aulas já haviam iniciado. Por esse motivo, foi-lhe permitido, após preencher uma reserva de vaga, frequentar as aulas do quarto ano, série informada pela mãe, garantindo que o filho já a frequentava em sua cidade. Foi necessário o preenchimento de uma ficha, na qual deveria constar ao menos o nome da criança, preenchida pela mãe como: Anjo do Silvo. No início das aulas, o aluno não respondia à chamada de classe, mesmo estando em sala. Ao ser questionado, respondeu dizendo que desconhecia esse nome e que seu nome era Fio, pois assim seus pais o chamavam. Ao chegar a documentação, constatou-se que o nome correto da criança era: Ângelo Anízio Xavier e o seu pai era Sílvio Xavier. Uma vez que a mãe não conseguia pronunciar o nome do seu filho, e tampouco escrevê-lo, redigiu da forma como ele era chamado na cidadezinha, Ângelo, filho do Sílvio, ou seja, Anjo do Silvo. Ele se autodenominava "Fio" pelo fato de os pais o chamarem assim (filho, no **dialeto** daquela região). O que mais impressiona em toda essa situação é a existência de uma criança cursando o quarto ano que ainda desconhece seu próprio nome.

Como se pôde observar nos exemplos acima, situações simples e muitas vezes não percebidas por profissionais podem trazer consequências negativas na vida escolar do sujeito.

## 7. Análise contextual das dificuldades de aprendizagem

A dificuldade de aprendizagem é um grande desafio para a educação e para os educadores, bem como para as clínicas psicopedagógicas, chegando ao ponto de "exclusão" do sujeito com dificuldade de aprendizagem, que ao longo dos anos acaba por abandonar os estudos.

Sabe-se que a política de educação está pautada em preocupações econômicas e administrativas, ignorando fundamentos de pesquisas científicas e não se preocupando com a **taxonomia** dos sujeitos com dificuldades de aprendizagem, cuja quantidade chega a ser maior do que o número de sujeitos chamados de "normais". Os recursos financeiros são igualmente limitados e insuficientes, dificultando ainda mais essa equação.

Considerando-se um contexto mundial, o índice de insucesso escolar do Brasil chega ser maior que o da Europa, pois não se pode precisar a quantidade de dificuldade de aprendizagem, mas, sim, a de insucesso escolar.

O índice de reprovação nas séries iniciais, do primeiro ao quinto ano, é muito alto, diminuindo a partir do sexto ano devido ao fato de os alunos com índices altos de reprovação acabarem **desertando** do estudo.

As equipes escolares (professores, coordenadores, diretores), os legisladores políticos e os responsáveis pela educação têm um conceito **etéreo** a respeito da dificuldade de aprendizagem. Infelizmente os profissionais que lidam diretamente com a dificuldade de aprendizagem contam apenas com a opinião de outros profissionais que se valeram de didáticas eficazes em alguns casos, mas essa é uma prática que não se aplica a todos os alunos com DA.

## 8. Reação contextual social

Grupos de pais e associações vêm se mostrando insatisfeitos com a forma como acontece a inclusão de crianças com dificuldades de aprendizagem e buscam soluções para os problemas de seus filhos. O que é apresentando por parte da escola, porém, é ineficiente e não atende às reais necessidades desses alunos. As associações e grupos de pais encontram, profissionais (professores) com boa vontade, mas sem conhecimento teórico-científico para uma intervenção eficaz e, quando deparam com profissionais que aplicam métodos **profícuos**, esbarram em obstáculos e impedimentos dos sistemas educacionais.

O ministério da educação adotou um conceito mais abrangente para definir a dificuldade de aprendizagem, passando a chamá-la de Necessidades Educativas Especiais. Apesar do caráter mais abrangente, na verdade, essa conceituação passa a ser restrita no momento em que se consideram apenas as necessidades educativas, devido ao entendimento de que este não envolve nenhum outro problema.

Essa alteração de nomenclatura não permite uma assertiva de diagnóstico, nem tão pouco uma orientação específica para o trabalho do professor.

O que torna ainda mais complexo o objeto de estudo e a sua conceituação é que características apresentadas em sujeitos com dificuldades de aprendizagem também são vistas em sujeitos que não apresentam tais dificuldades.

Atualmente não se conhece nenhum método, modelo de teste ou nenhuma avaliação que permita deliberar sobre um aluno que apresente dificuldade de aprendizagem.

A taxonomia da Dificuldade de Aprendizagem não se fundamenta apenas em um dado, mas em um conjunto de problemas e de diversos sintomas.

A investigação relativa à dificuldade de aprendizagem ocorre isoladamente, não havendo nenhuma pesquisa voltada para esse tema no campo científico.

O que ocorre atualmente na educação é o diagnóstico realizado por professores e psicopedagogos, pareceres médicos mediante o conhecimento que se tem, insuficientes para a compreensão e a intervenção, partindo-se do pressuposto do que se espera para cada faixa etária. O que o sujeito não é capaz de realizar, em um determinado momento, é introduzido sob outra abordagem, para que ele consiga realizar ou aprender de outra maneira.

É claro para todos os profissionais da área que o programa interministerial, aplicado pelo sistema educacional, não resolveu a problemática da dificuldade de aprendizagem, pois não se atuou sobre a causa e nem sequer sobre o efeito, sendo essa uma das razões pelas quais o programa foi extinto.

Não existem métodos científicos reeducativos. Intervenções tradicionais e experimentais têm sido colocadas em prática, sem plano de mediação e sem conteúdos psicolinguísticos. Porém, sabe-se que vêm sendo realizadas, por alguns professores empenhados em garantir a aprendizagem do seu aluno, propostas com tentativas de acertos e erros.

O processo de diagnóstico clínico preconizado é baseado em avaliações do nível das habilidades cognitivas do sujeito por meio de testes psicométricos. O que ocorrem são interpretações totalmente errôneas e distorcidas, pois muitos dos profissionais envolvidos não conseguem interpretar os testes e os sintomas apresentados pelo sujeito.

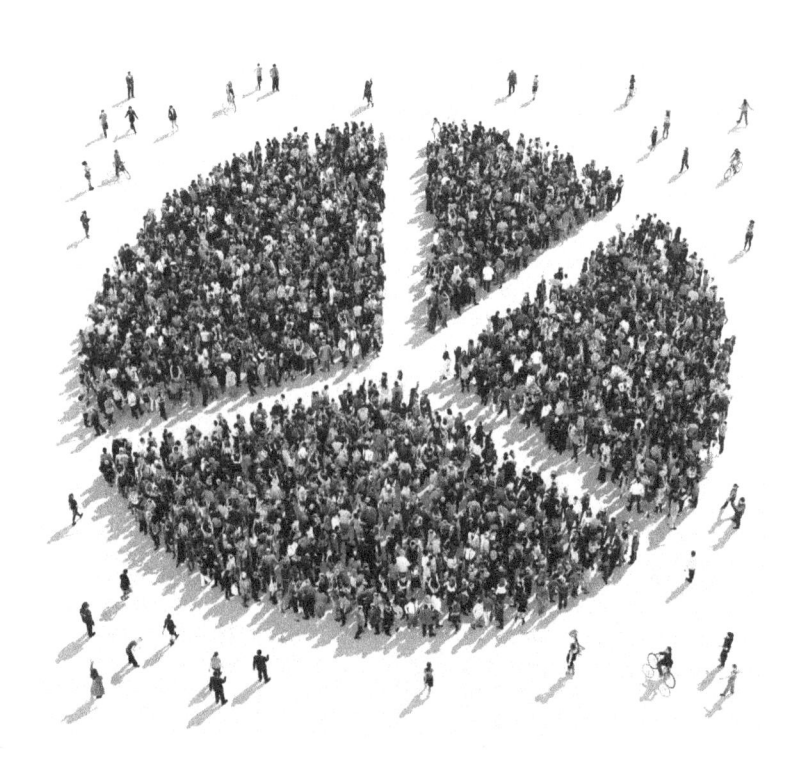

A dificuldade de aprendizagem se apresenta como um grave problema das escolas, e pode-se contar com um sistema segregativo que acaba dando "certo", conforme o já mencionado, na tentativa de acerto e erro aplicada por alguns profissionais da educação.

Tendo em vista a forma como se conceitua a Dificuldade de Aprendizagem, muitos alunos estão sendo excluídos dos programas de apoio escolar e são incluídos geralmente alunos com deficiência e classificados como DA.

Talvez se possa esperar que o ministério da educação venha a estimular pesquisadores a se dedicarem ao tema para, assim, identificar a real porcentagem de pessoas com Dificuldade de Aprendizagem, necessitando para isso de pesquisas que se desenvolvam tendo como base um grupo numeroso e significativo para que, no futuro, se criem métodos mais eficazes para solucionar esse problema.

# Glossário – Unidade 2

**Anóxia ou anoxia** – falta de oxigênio no cérebro

**Desertar** – abandonar

**Dialeto** – diferenças linguísticas ou regionais

**Eclâmpsia** – pressão arterial elevada na gravidez

**Etéreo** – abstrato

**Hipóxia ou hipoxia** – diminuição das taxas de oxigênio no sangue arterial ou nos tecidos, o que pode levar à anóxia

**Hospitalismo** – privação afetiva pela qual o bebê passa em um período de internação

**Profícuo** – eficaz

**Taxonomia** – ciência ou técnica de classificação

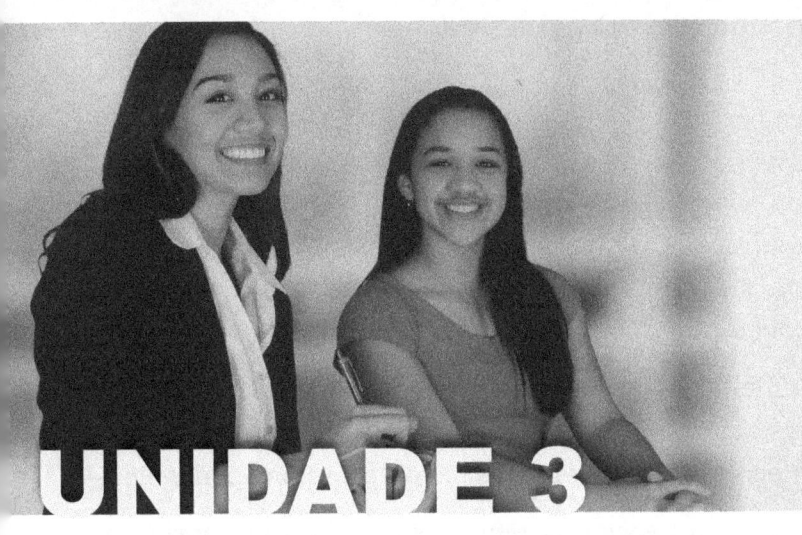

# UNIDADE 3
## A ENTREVISTA OPERATIVA CENTRADA NA APRENDIZAGEM (EOCA)

**Capítulo 1** Introdução, 52

**Capítulo 2** O lúdico no diagnóstico psicopedagógico, 53

**Capítulo 3** Avaliação do nível pedagógico, 56

**Capítulo 4** Material para utilização da EOCA, 58

**Capítulo 5** Procedimento para a realização da EOCA, 59

**Capítulo 6** Observações para EOCA, 60

**Capítulo 7** Hipóteses a partir da EOCA, 61

**Capítulo 8** Exemplo de uma sessão centrada na EOCA, 61

**Capítulo 9** Sessão lúdica centrada na aprendizagem, 67

**Capítulo 10** Dados específicos para a hora do trabalho pedagógico, 67

**Capítulo 11** Provas operatórias, 68

**Capítulo 12** Apresentação da prova operatória, 70

**Capítulo 13** Materiais para provas operatórias 71

Glossário, 72

## 1. Introdução

Testes e provas operatórias são recursos disponíveis que devem ser explorados pelo psicopedagogo em alguns casos, ou sempre que o sintoma sugerir. Tais recursos são utilizados em situações nas quais seja necessário estimular ou provocar algum tipo de reação no sujeito.

Não existem testes, provas melhores ou ideais, apenas instrumentos que deverão ser aplicados quando surgir alguma hipótese, seja ela trazida pelos familiares ou pela escola, ou até mesmo percebidas durante as sessões de psicopedagogia.

Testes e provas são recursos auxiliares que devem ser utilizados, porém o que faz a diferença, e é primordial, é o olhar aguçado do terapeuta, a observação **perspicaz**, a escuta investigativa e a leitura minuciosa de todo o processo.

Para que o terapeuta busque o diagnóstico utilizando testes e provas psicométricas, é preciso que tenha bem definidos, para si próprio, a clareza, o objetivo e a necessidade de sua aplicação. Não se devem aplicar os testes só para contemplar um protocolo.

Atualmente, o coeficiente de atenção e memória (QI) é muito questionado. Trata-se de um recurso, para muitos já ultrapassado, que serve apenas para pais ansiosos se confortarem com o diagnóstico e para o terapeuta concluir o seu laudo, sem que se possa, contudo, compreender a sua relevância.

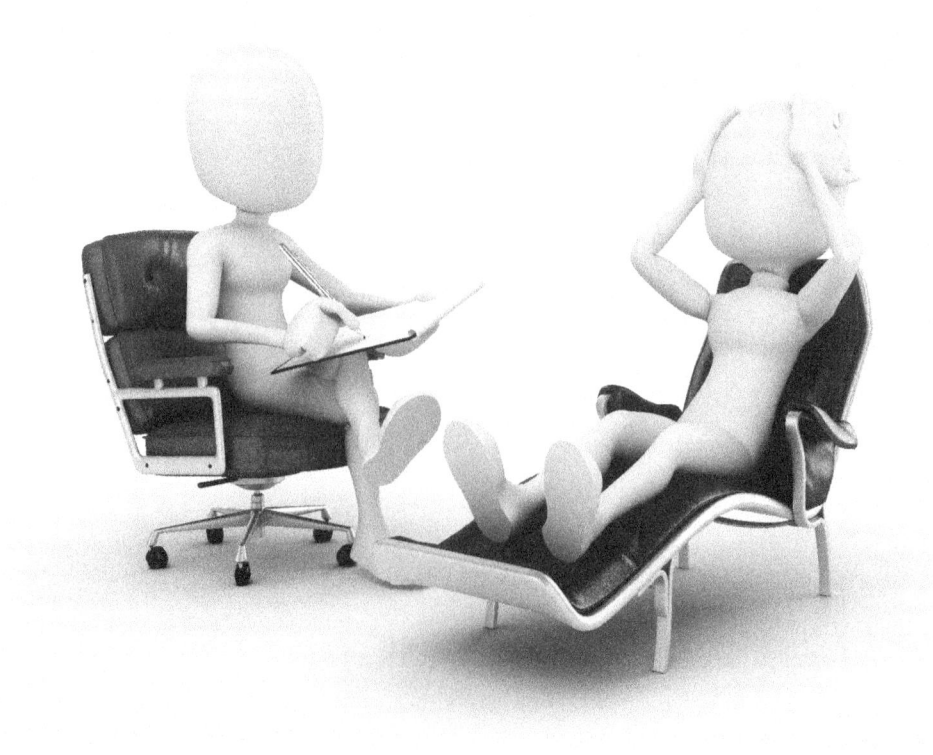

Alguns testes e provas de inteligência, por exemplo, o WISC, são de uso exclusivo da psicologia.

No Brasil, não é permitida a aplicação de tais testes por outros terapeutas. Havendo a necessidade da aplicação do WISC, em caso de hipótese do desempenho intelectual, para compor o diagnóstico, o sujeito deve ser encaminhado ao psicólogo, juntamente com um "relatório" justificando a solicitação e sua consequente aplicação.

As provas operatórias servem como recurso para determinar o grau de aquisição do desenvolvimento cognitivo.

## 2. O lúdico no diagnóstico psicopedagógico

É imprescindível para a criança ter tempo e espaço para brincar, porém, não é o que se percebe hoje neste mundo globalizado, em que crianças sentadas em frente à televisão, ao computador, aos *tablets* e celulares afirmam estarem brincando. Em sua grande maioria, as crianças atualmente ditas "de apartamento" não contam com espaço para brincar livremente, mas têm uma agenda imensa de compromissos, faltando em seus dias o principal: a brincadeira pela brincadeira. Em alguns casos, as brincadeiras, quando ocorrem, são dirigidas por um monitor, um educador de classe ou de creche etc.

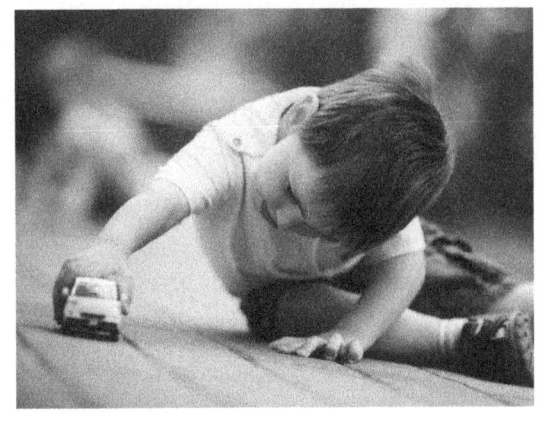

Observando os intervalos de algumas escolas públicas, do fundamental 1, pode-se notar o quanto as crianças não sabem brincar. São oferecidos materiais para serem utilizados na hora do recreio (corda, bambolê, três Marias, quebra-cabeça, peteca, elástico, raquetes, bolinhas de ping-pong etc.) mas eles não se interessam por esses itens, pois não conhecem as brincadeiras, preferindo correr de um lado para o outro. Quando as brincadeiras ou os jogos são ensinados, "alguns" apreciam, outros preferem mesmo correr. A brincadeira predileta é o pega-pega, para poder extravasar toda a energia acumulada e desfrutar de uma sensação de liberdade.

Se permitissem o uso do celular nas escolas, com certeza seriam experimentados recreios calmos, com crianças sentadas, todas de olhos vidrados nos celulares.

O momento lúdico (brincar, jogar, representar e dramatizar) permite à criança uma experimentação entre o mundo interno e o externo, a resolução de conflitos e um ensaio para a vida adulta.

Na sessão Lúdica Diagnóstica, o sujeito brinca espontaneamente e o profissional observa atentamente:

- Atitudes
- Postura
- Movimentos corporais
- Habilidades psicomotoras
- Escolha dos brinquedos
- Escolha da brincadeira
- A fala do sujeito (sozinho ou com o terapeuta)

Às vezes o sujeito que participa da sessão Lúdica Diagnóstica prefere desenhar e essa produção pode trazer à tona os seus conflitos. Cabe ao terapeuta compreender essa produção.

> *PARA SABER MAIS: leia "O teste do desenho como instrumento de diagnóstico", de Dinah Martins de Souza Campos.*

Muitos autores se dedicam ao estudo do desenho e concluem que é por meio dele que se torna possível observar aspectos como:

- Fases do desenvolvimento
- Medida de inteligência
- Motricidade fina e grossa
- Traçado e uso da mão
- Dominância de mão
- Noção de espaço
- Percepção visual
- Verbalização
- Objeto da reprodução

O terapeuta deve participar da sessão, juntamente com o sujeito, para entender alguns movimentos. Ele deve investigar, questionar, intervir e observar algumas reações, sendo imprescindível observar como esse sujeito reage às frustrações e às mudanças e também de que maneira ele elabora os desafios da vida.

A observação da hora lúdica proporciona ao sujeito e ao terapeuta uma inter-relação. Esse vínculo é necessário para o sucesso do trabalho de diagnóstico e reeducação psicopedagógica.

Teóricos afirmam que o jogo é uma repetição de situações traumáticas, por meio do qual o sujeito expõe como elabora as situações internamente. Afirmam também que a criança que não joga e não brinca não elabora situações difíceis de resolver em seu cotidiano, revertendo, assim, em um sintoma de inibição.

*PARA SABER MAIS: leia "Os riscos do saber", de Karen Zelam.*

Quando a criança expressa a sua agressão através do lúdico, reproduz situações conflituosas e as resolve com soluções próprias. A criança que brinca assim o faz para controlar a ansiedade, para estabelecer contato social ou simplesmente por prazer. Portanto, o jogo, o ato de brincar é uma ação que cura e permite à criança viver e reviver situações conflituosas que sofreu passivamente. É muito comum que as crianças pequenas brinquem de fazer "comidinha", sendo que, sob uma óptica psicanalítica, essa brincadeira revela uma situação de dar e de receber amor.

A hora lúdica, portanto, tem um significado determinante. Por essa razão, alguns teóricos defendem que no processo diagnóstico, após a sessão da entrevista inicial com a família e com o sujeito, se faça a sessão da hora lúdica, a fim de garantir um vínculo entre terapeuta e sujeito, e só depois se deve partir para a Avaliação do Nível Pedagógico.

A mãe de um adolescente de 14 anos, que será neste texto denominado J., atendido em psicopedagogia por enfrentar problemas na escola, sentia-se agora na obrigação de buscar ajuda, pois culpava-se por uma escolha feita no passado, supostamente causadora desse problema. O caso será mais detalhadamente relatado nos próximos parágrafos para que se entenda melhor a situação.

Os pais do adolescente eram advogados. Por acreditarem que estar próximos dos filhos era a melhor opção, levavam-no para o local de trabalho, deixando-o ora na sala da mãe, dentro de um "**chiqueirinho**" com vários brinquedos, ora sob o olhar de duas secretárias. Essa rotina durou desde os seis meses até os quatros anos de idade da criança, por meio de um esquema de revezamento entre pai, mãe e secretárias cercados por toda a infraestrutura necessária para uma criança "confinada" (frutas, comidas industrializadas, brinquedos etc.).

Relatou a mãe que J., quando pequeno, conhecia todos os programas de TV, infantis e para adultos. Dormia bastante no período da tarde em um sofá colocado na cozinha do escritório. Aos quatro anos, foi matriculado na escolinha, frequentando o período da manhã, e, aos dez, as longas tardes de escritório foram trocadas por aulas de judô, inglês, futebol, violão e muitas outras que ele nem se recordava mais.

A primeira ação psicopedagógica foi a sessão lúdica diagnóstica. J. sabia recortar, colar e pintava muito bem, mas dizia que não gostava mais dessa tarefa porque as secretárias dos seus pais lhe davam muitos desenhos. Ele falava sem parar, conhecia vários programas de televisão e vários personagens.

Provas de nível pedagógico e testes foram realizados no processo de diagnóstico, que revelou como resultado: Inibição Cognitiva.

## 3. Avaliação do nível pedagógico

Para fazer uma avaliação psicopedagógica, o próprio psicopedagogo pode:

- Elaborar e propor atividades, não nos moldes escolares e nem difíceis, mas que sejam pertinentes à série frequentada pelo sujeito.

- Propor situações por grau de dificuldade, ou seja, começando das mais simples para as mais complexas para não gerar desconforto no sujeito e, com isso, afastá-lo da terapia.

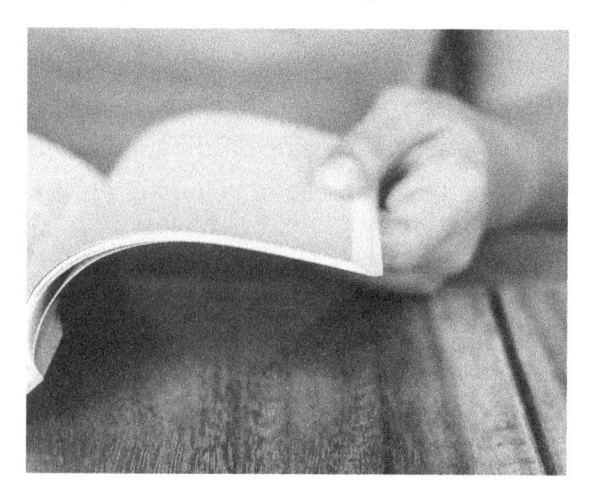

Teóricos sugerem a Entrevista Operativa Centrada na Aprendizagem (EOCA) para avaliar o nível pedagógico do sujeito.

A EOCA é um instrumento simples de ser aplicado e de avaliação muito complexa, exigindo do terapeuta uma observação criteriosa e investigações pontuais. A EOCA fornece dados significativos e **próceros** para o diagnóstico psicopedagógico.

Compreender e analisar o que o sujeito produz e a leitura de todo o quadro é que faz a diferença no processo. Caso o terapeuta não se sinta seguro para a aplicação desse recurso, ele se torna ineficaz e **improfícuo**.

Os cadernos (de classe, de casa, de matérias e de desenho), os livros didáticos do ano, assim como as provas e avaliações podem ser bastante significativos ao olhar do terapeuta e, em alguns casos, é interessante que se observem até os dos anos anteriores. A observação desses materiais colabora para que se dimensione a importância que o sujeito atribui a estes, ou mesmo como ele os conserva, cuida e como os utiliza.

Em caso de crianças pequenas, do ensino fundamental I, é comum encontrar: **escrita espelhada** e utilização incorreta da linha e do verso da folha.

O caderno é um material que traz muitas informações e sinaliza algumas hipóteses. Crianças que não usam o verso do caderno, por exemplo, alegando não gostar de escrever na parte de trás, revelam um dado importante a ser investigado, pois, às vezes, não é porque não gostam, mas, é possível que não lhes tenham ensinado, ou pode até ser por uma questão espacial.

No caderno se observam: a **preensão** palmar, questões espaciais ou se houve alguma orientação sobre como utilizar o caderno. Apesar de ser uma informação simples, o que parece óbvio para os adultos tem que ser explicado para a criança, caso contrário, ela irá utilizar o material de qualquer maneira, começando pelo lado errado, de cabeça para baixo ou pulando várias folhas etc.

O exemplo a seguir é de uma criança de 8 anos, frequentando o segundo ano. A mãe trouxe o caderno já no dia da entrevista, no qual se pode observar a escrita espelhada e o tamanho da letra, maior em relação às linhas. A proposta de atividade era escrever um texto sobre os aniversariantes da sala.

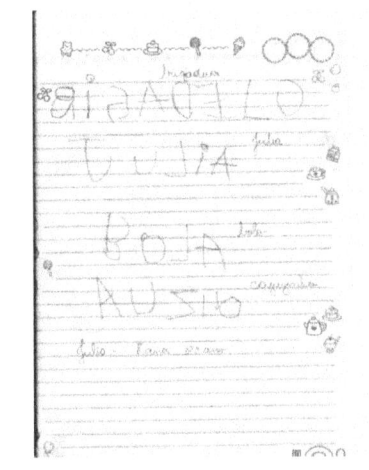

Os objetivos da EOCA são: a investigação, o vínculo que o sujeito tem com os objetos e o conteúdo da aprendizagem escolar. Durante a EOCA, o terapeuta deve observar a reação que o sujeito apresenta diante de novos desafios.

Outros pontos a serem observados na EOCA, além do material do aluno, são:

- O conhecimento que o sujeito tem
- As atitudes que ele apresenta após a consigna
- **Destreza** e início em produzir ou começar
- Mecanismos de defesa apresentados
- Ansiedade
- Expressões e conduta
- Níveis de operatividade
- Mobilidade horizontal e vertical

Três aspectos básicos da EOCA contribuirão nas primeiras hipóteses para o diagnóstico. São eles:

1. Temática: o significado de tudo o que não está aparente.
2. Dinâmica: expressões, movimentos do corpo (gestos, expressões, pernas, modo de sentar e de pegar materiais), entonação da voz e utilização dos materiais.

3. Produção: escrita, desenhos, contas, leitura etc., o que sujeito produziu com o material apresentado. Neste aspecto, já é possível uma primeira avaliação pedagógica.

## 4. Material para utilização da EOCA

Para crianças

- Folhas em branco
- Folhas coloridas
- Folhas pautadas
- Lápis preto novo e sem ponta
- Borracha
- Apontador
- Caneta esferográfica
- Régua
- Cola branca
- Cola colorida
- Lápis de cor na embalagem
- Canetinha hidrocor na embalagem
- Tesoura
- Livro de história infantil
- Revistas, gibis
- Pedaço de papel de presente
- Massinha de modelar na embalagem

Para crianças maiores, adolescentes, podem ser acrescentados a esse material:

- Compasso
- Esquadro
- Textos
- Livros infanto-juvenis
- Jogos de regras

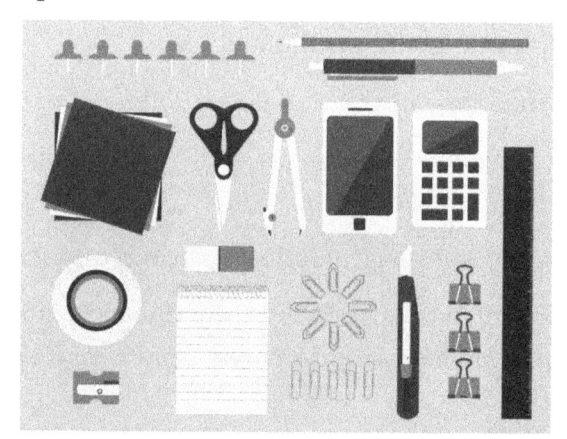

A EOCA também pode ser aplicada com adultos. Para tanto, outros materiais ou objetos que contemplem essa **faixa etária** devem ser acrescentados.

Pode-se citar como exemplo o caso de um pai que trouxe sua filha para avaliação psicopedagógica, tendo como resultado o diagnóstico de dislexia. O pai relatou que todas as dificuldades apresentadas por sua filha ele também enfrentou quando estudava, sendo muito bom em matemática, mas apresentando grande dificuldade no momento de escrever, pois tudo o que escrevia ninguém conseguia entender. Sua esposa, na época, namorada, redigia todos os trabalhos, estudava com ele oralmente, pois só assim ele conseguia gravar. No trabalho, ele escreve e deixa tudo para o editor de texto corrigir e, em algumas situações, recorre à esposa por e-mail para fazer as correções. Sendo assim, este pai também quis ser avaliado pelo profissional, pois atentou para a possibilidade de também ser disléxico. Dessa forma, também passou a ser avaliado, apesar de não ser prudente se trabalhar com outros familiares do aluno avaliado (esta foi uma exceção). No momento da EOCA, ele eliminou todos os materiais que pudessem lembrá-lo de sua época de escola, sobrando uns poucos. O que lhe chamou a atenção foram os papéis de presente e os papéis de carta, os quais utilizou para escrever uma carta de agradecimento à esposa. Findo todo o processo de avaliação, concluiu-se o diagnóstico: dislexia.

## 5. Procedimento para a realização da EOCA

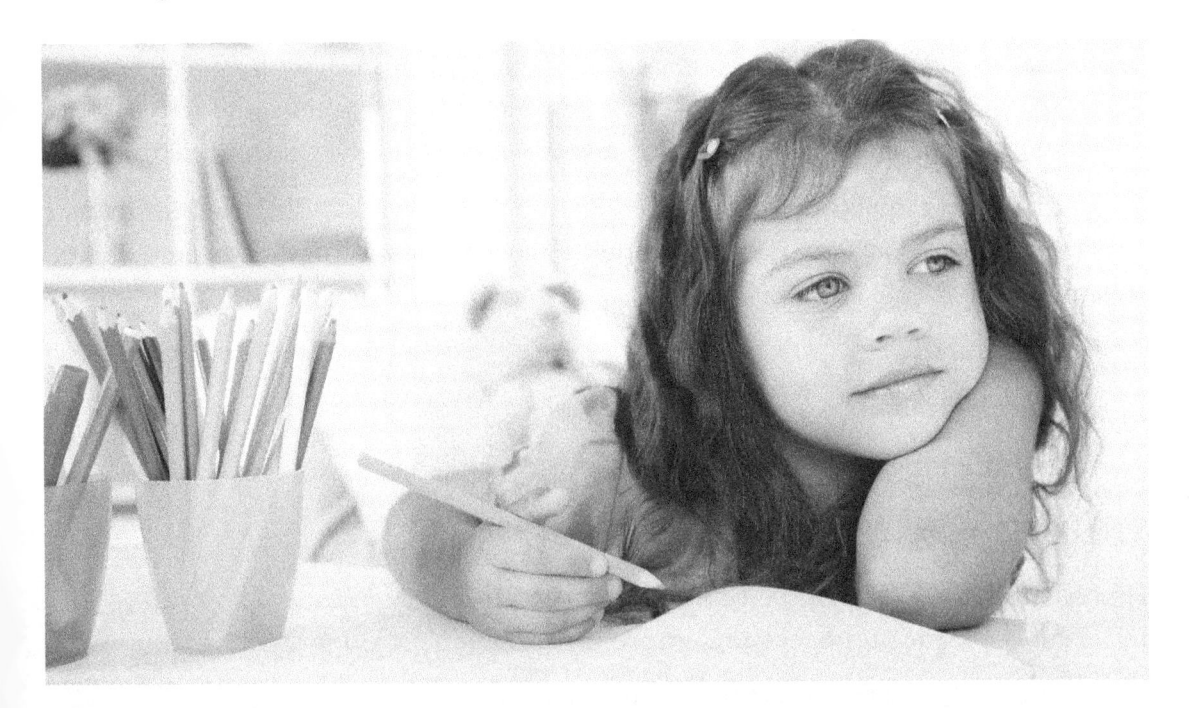

Antes de iniciar a **consigna**, deve-se solicitar ao sujeito que nomeie todos os materiais que estão sobre a mesa. Para exemplificar, há o caso de uma criança autista que classificou todos os materiais, enfileirando-os por categoria. Se por algum motivo o terapeuta mexesse nessa classificação, ela ficava muito brava. Esse foi o primeiro sinal a ser investigado.

Na EOCA, além da observação, deve-se anotar tudo o que ocorre durante a sessão, inclusive se o sujeito consegue nomear objetos, se ele apresenta dificuldade, ou até mesmo esquece o nome dos objetos, se deixa de nomear algum material, se a fala é infantilizada, se ele é observador ou distraído etc.

Para um adolescente pode-se ter a mesma consigna, acrescentando-se algumas sugestões de desenho, com o mesmo enfoque da série em que o sujeito se encontra, como, por exemplo: desenhar a planta de sua casa, de sua sala de aula e o local em que ele está sentado (algo que possa avaliar o nível espacial, abstrato), pedir que faça um texto (alguma produção que expresse níveis emocionais, nível escolar, familiar, de lazer e outros) etc. Pode-se também apresentar jogos com regras pertinentes à sua idade.

## 6. Observações para EOCA

A EOCA deverá ser realizada em uma única sessão. O material a ser utilizado pode ser guardado em uma caixa, que não deve ser confundida com a **caixa lúdica**. Todo material deverá ser colocado sobre a mesa à qual o sujeito se senta.

O material deve ser apresentado na embalagem, e o lápis grafite sem ponta, propositalmente, para que se possa observar a autonomia do sujeito e sua iniciativa em relação ao material. Em alguns casos, a criança pede para o terapeuta apontá-lo, em outros, se pode apontar o lápis, ou ainda se pode usar os lápis que estão dentro da caixa. Essas são dependências que também devem ser consideradas.

Há casos em que o sujeito fica paralisado (esse é um sinal a ser observado), cabendo ao terapeuta repetir a consigna e incentivá-lo a fazer o que sabe e o que aprendeu a fazer. Caso não consiga sair desse estágio, o profissional deve propor outra coisa ou sugerir que ele escolha *nesse momento* o que gostaria de fazer.

As observações e questionamentos realizados durante a EOCA possibilitam que o psicopedagogo conheça melhor o sujeito e até o levem a hipóteses de aprendizagem, como:

- Hipoassimilativa
- Hiperassimilativa
- Hipoacomodativa
- Hiperacomodativa

Hipoassimilativa: o sujeito é tímido, introvertido, tem receio de explorar os materiais sobre a mesa, necessita sempre da confirmação do terapeuta.

Hiperassimilativa: o sujeito fala muito durante sua produção, pergunta demais, mas nem espera a resposta e já pergunta outra coisa na sequência, fixa-se em detalhes e não observa o todo.

Hipoacomodativa: o sujeito tem dificuldade em estabelecer vínculo (emocional, cognitivo), não se interessa em explorar os objetos colocados sobre a mesa, permanece muito tempo na mesma atividade, não muda. Muitas vezes, a família e a escola apresentam-no como preguiçoso.

Hiperacomodativa: sujeito submisso, aceita tudo sem questionar, tem dificuldade em criar, prefere copiar o que já existe a produzir algo seu.

## 7. Hipóteses a partir da EOCA

A Entrevista Operativa Centrada na Aprendizagem, EOCA, permite que se avaliem os seguintes níveis:

Nível cognitivo:

- Pré-operatório
- Operatório concreto
- Hipotético dedutivo
- Formal

Nível de leitura:

- Pré-silábico
- Silábico – alfabético
- Alfabético

Para a EOCA, o material mencionado nos parágrafos anteriores deve estar de acordo com a série e com a idade do sujeito.

## 8. Exemplo de uma sessão centrada na EOCA

### Apresentação inicial

Foi encaminhada ao psicopedagogo uma criança de nove anos de idade que frequentava o terceiro ano do ensino fundamental I (antiga terceira série) e trazia como queixa da escola inúmeras trocas de letras e inversão de letras e de números. Ela não conseguia memorizar sequência numérica, números de telefone, não conseguia fazer uma leitura de um texto, de um livro e não retinha informação.

A entrevista inicial, o contrato (dois atendimentos semanais) e a anamnese foram iniciados. Após a entrevista com o sujeito, teve início a EOCA, descrita a seguir, na qual, para facilitar o entendimento, a criança foi denominada C, e o terapeuta T:

T: Sua mãe lhe explicou o motivo de você estar aqui?

C: Sim, ela perguntou se eu gostaria de vir fazer terapia, que poderia ser muito bom descobrir porque eu tenho tanta dificuldade.

T: E você concorda com ela?

C: Concordo porque tenho muita dificuldade na escola e tenho vergonha quando preciso ler e escrever alguma coisa perto dos outros colegas da classe.

T: Vou propor algumas coisas e você vai me mostrar o que sabe fazer, o que aprendeu a fazer e o que você gosta de fazer. Vou anotar também algumas coisas para não confiar só na minha memória. Essas anotações irão me ajudar depois no diagnóstico.

C: Hã? o quê? não entendi nada!

T: Vou propor algumas coisas para você fazer, tudo bem?

C: Tudo.

T: Você vai me mostrar o que sabe fazer, ok?

C: Ok.

T: Vai me mostrar o que aprendeu a fazer, ok?

C: Ok.

T: Vai me mostrar também o que você gosta de fazer, tudo bem?

C: *Tá* bom, pode falar.

T: Esses materiais que estão sobre a mesa podem ser todos usados, você pode fazer o que quiser, ok?

C: Ok.

T: Você poderá fazer desenhos, recorte e colagem, pintura, ler, escrever ou fazer contas.

C: O que você falou? Acho que não entendi.

T: Tudo bem, não tem problemas, vou repetir pausadamente. Você pode desenhar, certo? Recortar, ok? Fazer colagem. Você pode pintar. Tudo bem? Está entendendo?

C: Assim, devagar, eu entendo. Na escola a professora fala: "pega o caderno de português e tatatatatatatatatatatata". Aí eu nem pego o caderno, nem faço nada do que ela falou. Lá vem bronca! "C, você ainda não pegou seu caderno".... ai, que droga!

# Unidade 3 – A entrevista operativa centrada na aprendizagem (EOCA)

T: Então vamos continuar aqui, depois, discutimos sobre esse assunto. – E pausadamente terminou a comanda.

C: Vou tirar esses livros daqui, é de lição né? E esse de historinha também, não consigo ler mesmo, e nem quero olhar, principalmente para esse (didático do 3º ano). Pode por na caixa?

T: Tudo bem, não tem problema nenhum.

C: Vou desenhar (pega o lápis sem ponta, olha para as duas pontas, coloca sobre a mesa, pega a caixa de lápis de cor, abre e fala baixo, "ainda bem!").

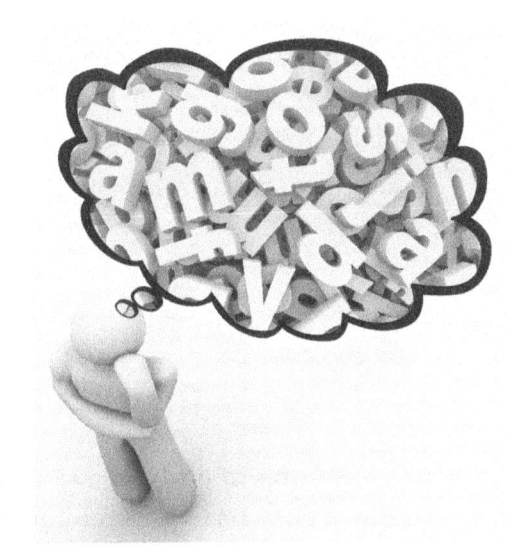

T: O que você falou? Dá para repetir, que eu não entendi?

C: Nada não, vou desenhar com lápis de cor que fica mais bonito.

T: Você pode me falar sobre o seu o desenho?

C: Posso sim. Aqui é o mar, meu avô, não, o namorado da minha avó, ele vai sempre pescar e disse que um dia vai me levar. Ele foi ontem e trouxe peixes.

T: E aqui em amarelo?

C: É uma ilha com o sol refletindo, dois coqueiros e uma sereia. Uma vez meu pai levou a gente na Ilha Grande, parece que era uma cadeia, sei lá, alguma coisa assim!

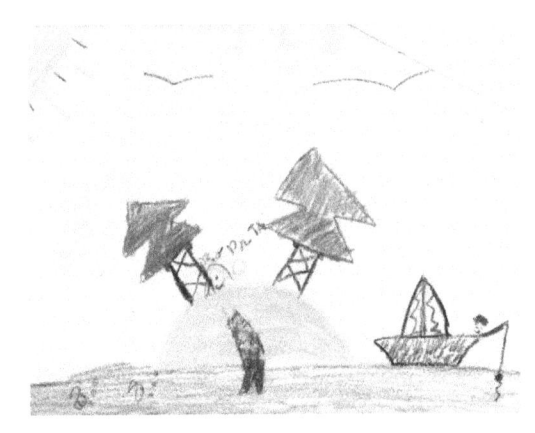

T: Faz tempo que você foi?

C: Eu era pequena, a gente foi de carro, passeando, e depois a gente foi de barco. Lá *tava* tão gelado!

T: E você tirou a ideia do desenho desse lugar?

C: Não, esse eu inventei.

T: E o que você escreveu próximo ao coqueiro?

C: Ah! É uma história, vou escrever aqui atrás pra você ler.

T: Você já sabe bastante coisa!

C: É, e também não sei bastante coisa. Eu sei que tem muita coisa errada aqui na história.

T: Por que você diz que tem muitas coisas erradas? Não as escreveu?

C: É, escrevi, mas todo mundo quando pega meu caderno fala que *tá* tudo errado, então eu sei que *tá* tudo errado, mas eu leio pra você. Eu leio porque tá na minha cabeça. "A sereia perdida na ilha é chamada de Roberta e o homem foi passear e se apaixonou por ela".

T: Você me falando, realmente, vejo que tem alguns erros, por isso estamos aqui. Tente ler o que realmente está escrito.

C: "Rrrrrr" (já de início travou na leitura da primeira letra e mostrou a letra "t" sem conseguir ler a palavra inteira).

T: Para facilitar, vou cobrir os pedacinhos da palavra e você vai lendo.

Concordou e conseguiu ler, concluindo que realmente o que escreveu não era o que havia dito. Justificando que queria ter escrito uma coisa e escreveu outra. Surpreendeu-se quando conseguiu ler.

T: Vamos continuar. O que você gosta de fazer na escola?

C: Nada, odeio escola, odeio a professora, odeio meus colegas, só vou porque sou obrigada. Mas a professora manda meus colegas copiarem no meu caderno, aí fica tudo certo e a professora põe certo. Meus colegas acham ruim de fazer no meu caderno e no caderno deles.

T: Mas por que eles fazem lição no seu caderno?

C: Pra não ficar nada errado!

T: O que você faz quando não vai para a escola?

C: Eu durmo. Acordo na hora de almoçar e desço para brincar com minhas amigas do condomínio.

T: Do que você brinca?

C: De muitas coisas, mas quando elas querem brincar de escolinha eu acho ruim e vou pra cima, e fico assistindo televisão até a hora que meu pai chega e me ensina a escrever. Com ele eu gosto de estudar ele é muito calmo.

T: Já sei que você sabe fazer bastante coisa, o que mais você gostaria de me mostrar que sabe fazer?

C: Meu pai me ensina matemática, ele quer que eu decore tabuada, mas eu não consigo então ele me ensinou assim, vou te mostrar, mas a professora nem deixa fazer assim.

$$2 \times 2 \quad || + || \quad 4$$

$$3 \times 3 \quad ||| + ||| + ||| \quad 9$$

T: Mas realmente você entendeu como se faz para chegar ao resultado, e isso é muito bom, você mostrou que sabe!

T: Por hoje é só, paramos por aqui, na próxima sessão faremos mais coisas.

C: Eu gostei de vir aqui, mostrei pra você que sei um pouquinho de coisa. Sabe que eu nem sabia que sabia alguma coisa?

## Observações feitas a partir da EOCA da criança denominada C

Antes de se iniciar a atividade, foi solicitado a ela que nomeasse os objetos. Apesar de saber nomeá-los, pensava e dizia: "como chama mesmo, eu sei o nome. Ah, lembrei!" (este é um dado que já sinaliza uma hipótese).

- Dificuldade de nomear de imediato os objetos, apesar de falar o nome de todos corretamente. É muito comum que essa característica apareça em sujeito disléxico ou que apresenta desordem do processamento auditivo central.

- A comanda para a EOCA foi dada de uma só vez e dessa maneira ela não entendeu, sendo necessário discriminar uma ação de cada vez para garantir que ela compreendesse.

- Com o afastamento dos livros à sua frente, mostrou o quanto o material escolar lhe parecia repulsivo.

- Ao pegar o lápis sem ponta, por iniciativa própria buscou uma solução (ponto positivo, pois sinalizou que consegue resolver o seu problema).

- Lembrou-se do passeio que fez, deu o nome da ilha que visitou, lembrou-se de algum fato dessa ilha. Significa que consegue reter informações.

- Apesar de tirar o livro de sua frente, quis escrever espontaneamente. Talvez o livro mostrasse o quanto a escola estava deixando marcas negativas, mas ela demonstrou sentir vontade de saber e de escrever.

- Apesar de escrito, o texto não era o mesmo lido. Não conseguiu organizar o pensamento na escrita (característica do disléxico: dificuldade no planejamento das ações).

- Não leu a palavra toda, ficando na primeira letra: "Rrrrrr", mostrou a letra t. Dificuldade de leitura linear.

- Conseguiu ler com a palavra segmentada (presença de leitura silábica).
- Concluiu que o texto escrito não era o texto lido. Percebeu que a leitura e a escrita precisam caminhar juntas.
- Surpreendeu-se quando conseguiu ler. O sentimento de incapacidade é tão grande que acha impossível realizar qualquer coisa.
- Troca de letras: "nh" por "lh", "p" por "b", "c" por "g", trocas nasais e sonoras. Hipótese de escrita alfabética não ortográfica.

Após a EOCA, a hipótese foi de uma desordem do processamento auditivo central, pois parecia não ouvir quando demonstrou não entender a comanda completa, e quando a professora falou para pegar o caderno, passando mais de uma ação a ser realizada, ela acabou se perdendo e não realizando nada.

Com base na EOCA, outros testes foram realizados, tendo como conclusão:

Nível cognitivo ❯ operatório concreto

Nível de leitura alfabético ❯ não ortográfico

Depois de concluído o processo de diagnóstico, as seguintes ações foram empreendidas:

- Contato com a escola => questionamento em relação ao caderno e sobre a proibição do uso de recursos próprios para realizar operações matemáticas.
- Solicitação do exame DPAC => para descartar ou confirmar uma desordem do processamento auditivo central.
- Encaminhamento ao neurologista => para descartar ou confirmar uma hipótese de dislexia.

Conclusão diagnóstica: C apresentou desordem do processamento auditivo central severo e dislexia.

Alguns teóricos e terapeutas acreditam que a aplicação da EOCA como o primeiro recurso pode levar a uma hipótese não muito real, porque o sujeito irá trabalhar e falar das suas dificuldades com uma pessoa que não conhece. A ação e a reação do sujeito podem não ser produtivas. Acreditam que o sujeito poderá recusar e mostrar o que sabe fazer. Portanto, o fato de não existir um vínculo entre terapeuta e cliente pode comprometer a sessão, devido ao nível de ansiedade da criança ou do jovem.

Esses mesmos teóricos acreditam que, quando a EOCA é realizada uma segunda vez, os resultados são totalmente diferentes, por várias razões: já existe um vínculo com o terapeuta, o nível de ansiedade do sujeito já não é tão grande, o sujeito já conhece o espaço e sabe bem que naquele espaço ele pode errar e que sua produção pode trazer melhores resultados.

## 9. Sessão lúdica centrada na aprendizagem

Há terapeutas que privilegiam a Sessão Lúdica Centrada na Aprendizagem (não confundir com a EOCA) por esta ser de **cunho** lúdico e informal. Optam pelo jogo, que proporciona mais dados sobre os aspectos afetivos. Por meio de intervenções, do questionamento e do próprio diálogo, conseguem obter dados significativos do sujeito, relativos à aprendizagem. Dessa forma, acreditam que o sujeito não percebe que sua competência cognitiva está sendo avaliada, contribuindo para que se sinta muito mais à vontade para realizar as atividades propostas.

Alguns terapeutas dividem a EOCA em duas sessões, ou fazem adaptações mediante as necessidades que o avaliado apresenta, mas alegam ser a "necessidade do sujeito". Nesse caso, não é EOCA e *não deve* ser chamada de EOCA.

*ATENÇÃO: Vale lembrar que a EOCA é um instrumento criado por um profissional e deve ser seguido como tal. A Sessão Lúdica Centrada na Aprendizagem também não é a EOCA, é uma adaptação feita a partir da necessidade de um outro profissional.*

## 10. Dados específicos para a hora do trabalho pedagógico

O local a ser utilizado para o trabalho pedagógico em uma clínica deverá ser convidativo e ter um bom espaço para a realização das atividades. Deve ser seguro e livre de ruídos para não dispersar a atenção do sujeito.

O tempo para a sessão lúdica ou para a EOCA não deve ultrapassar ao tempo regular de uma sessão (de quarenta e cinco a cinquenta minutos).

O material disponível para as sessões deve estar em perfeito estado, não devem ser disponibilizados materiais que fujam do padrão estabelecido (com muitos detalhes, diferentes, importados etc.), para que não sejam escolhidos pela beleza e não pela função, o que acabaria descaracterizando o processo.

A disposição do material sobre a mesa deve ser aleatória, sendo que não devem ser classificados e nem ordenados por categorias, pois é preciso deixar que o sujeito utilize critérios próprios.

Para se aplicar a EOCA juntamente com a Hora Lúdica, deve-se ter objetivo e planejamento bem definidos. Caso contrário, cada recurso deverá ser aplicado em uma sessão.

Como este texto trata de provas do nível pedagógico, a seguir serão abordadas as provas operatórias, recursos também utilizados no diagnóstico psicopedagógico.

## 11. Provas operatórias

Por meio das provas operatórias é que se avalia o desempenho **cognoscitivo** do sujeito.

As provas operatórias dão os subsídios necessários para que o psicopedagogo investigue a queixa de crianças com dificuldade de aprendizagem e desatenção.

Muitas vezes o conteúdo oferecido à criança na rede de ensino não corresponde ao nível das habilidades cognitivas desta, ou seja, a idade cronológica da criança não está sendo respeitada e o nível de informação que chega até ela é superior à sua capacidade de absorver. Esse é o momento em que ela dispersa a atenção, não assimilando o conteúdo trabalhado pelo professor e não conseguindo acompanhar a turma, vindo a desenvolver uma dificuldade de aprendizagem pela qual ela não é responsável.

Uma criança de seis ou sete anos, que se encontra no nível pré – operatório, por exemplo, não consegue de imediato aprender situações abstratas.

As provas operatórias possibilitam que se conheça o nível cognoscitivo no qual o sujeito se encontra e se há defasagem em relação à sua idade cronológica.

A aplicação das provas operatórias exige habilidade do terapeuta, pois, caso a investigação e a conclusão não sejam precisas, podem haver distorções nos resultados. Sendo assim, se o profissional não tiver domínio sobre essa aplicação, deve ter em mãos um roteiro para não correr o risco de se perder durante a prova.

As provas operatórias destinam-se a avaliar o pensamento concreto e o pensamento formal.

**Provas do pensamento concreto**

- **Provas de conservação**
  - Superfície
  - Líquido
  - Matéria
  - Peso
  - Volume
  - Comprimento

- **Provas de classificação**
  - Mudança de critério
  - Qualificação de inclusão de classes
  - Intersecção de classes

Unidade 3 – A entrevista operativa centrada na aprendizagem (EOCA)

- **Prova de seriação**
  - Seriação de palitos
- **Provas de espaço**
  - Prova espacial
  - Espaço unidimensional
  - Espaço bidimensional
  - Espaço tridimensional
- **Prova do pensamento formal**
  - Combinação de fichas
  - Trocas de fichas
  - Espaço tridimensional

Provas devem ser aplicadas de acordo com a faixa etária, conforme o quadro a seguir:

Observe o quadro:
Seleção das provas para o pensamento operatório concreto e formal de acordo com a faixa etária.

| Pensamento operatório concreto | | | |
|---|---|---|---|
| 7 anos | 8 a 9 anos | 10 a 11 anos | 12 anos |
| Conservação de massa | Conservação de massa | Conservação de massa | Conservação de volume |
| Comprimento | Comprimento | Comprimento | Combinações de fichas |
| Superfície | Superfície | Superfície | Predição |
| Líquido | Líquido | Líquido | Espaço tridimensional |
| Espaço unidimensional | Peso | Peso | |
| | Mudança de critério | Volume | |
| | Inclusão de classes | Mudança de critério | |
| | Intersecção de classes | Inclusão de classes | |
| | Espaço unidimensional | Intersecção de classes | |
| | Espaço tridimensional | Espaço unidimensional | |
| | | Espaço tridimensional | |

A prova de conservação não deve ser aplicada em sua totalidade em uma única sessão, pois os resultados podem não ser reais. É prudente que se realize a prova operatória da seguinte maneira: uma prova de conservação, uma de classificação e seriação na mesma sessão, para garantir a eficácia dos resultados, e as demais na próxima sessão.

Deve-se anotar todas as reações do sujeito durante a aplicação das provas operatórias, a exemplo da aplicação da EOCA. Observar atentamente a postura, a fala, a ação em relação ao desconhecido, como o sujeito reage às perguntas do terapeuta e como manuseia o material. São essas anotações e observações que irão corroborar a avaliação.

Três níveis de respostas devem ser observados na prova operatória:

Nível 1: Não conseguiu atingir o nível operatório.

Nível 2: Também chamado de nível intermediário. Apresenta instabilidade nas respostas, ora apresenta conservação, ora não (por isso é interessante não aplicar todas as provas no mesmo dia – para que o sujeito não se atrapalhe com as respostas).

Nível 3: Consegue atingir o nível operatório (não apresenta instabilidade nas respostas).

Como em todas as situações da vida, o estado emocional do sujeito tem uma boa parcela nas alterações das respostas. Quando o sujeito experimenta um momento em que os pais atravessam uma situação de conflito, o resultado das provas operatórias também sofre alteração. Caso o sujeito esteja passando por algum problema emocional, é importante que o terapeuta tenha ciência desse fato para poder avaliar uma segunda vez.

## 12. Apresentação da prova operatória

Para se aplicar a prova em adolescente ou pré-adolescente, é interessante iniciar com as provas do pensamento formal de duplas e sequência e, se por ventura o resultado vier a ser de nível 1 ou 2, então deve-se aplicar a prova de conservação de volume.

Para avaliar crianças de sete ou oito anos, é possível começar com as provas de conservação de matéria e, na sequência, na mesma sessão, comprimento, composição de quantidade, líquido e classificação. Se as respostas estão sendo positivas, pode-se dar continuidade com as provas de conservação de superfície, peso etc.

## 13. Materiais para provas operatórias

Em uma caixa deverão ser contemplados materiais para o atendimento de crianças menores de 6 anos e poderão ser utilizados para agrupar por:

- Forma
- Cor
- Tamanho
- Utilização
- Encaixe (dentro e fora)
- Brinquedos plásticos:
    - Utensílios de cozinha
    - Frutas, legumes, flores
    - Animais de diferentes tamanhos e tipos
    - Carrinhos de tamanhos diferentes
    - Ferramentas
    - Canudinhos plásticos
    - Palitos coloridos

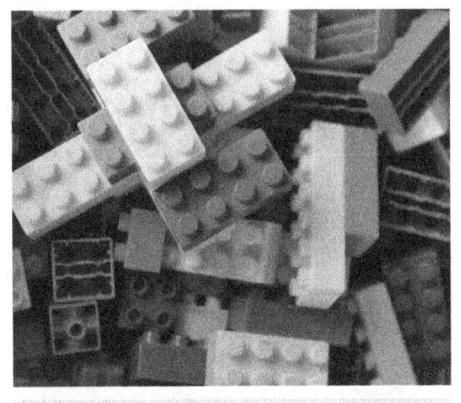

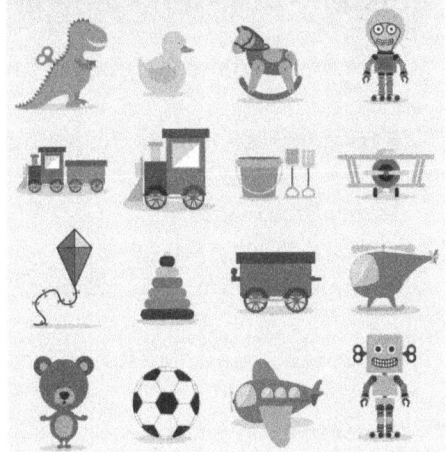

*ATENÇÃO: Não se devem aplicar todas as provas operatórias na mesma sessão para não influenciar as respostas.*

Com sujeito de 12 anos ou mais que não conseguir realizar as provas do Pensamento Formal, deve-se voltar a aplicar as provas do Pensamento Concreto.

Prova e teste são realizados com o objetivo de saber a respeito do desenvolvimento cognitivo do sujeito, assim como sobre o nível em que se encontra o seu pensamento. Por essa razão, é importante considerar todas as respostas, sejam elas certas ou erradas, pois explicitam o caminho feito pelo sujeito para chegar a uma solução.

De certa forma, esses recursos permitem ao terapeuta conhecer o sujeito e os mecanismos utilizados por ele para aprender.

Na próxima unidade, serão estudadas outras provas igualmente fundamentais para o diagnóstico psicopedagógico.

# Glossário – Unidade 3

**Caixa lúdica** – ferramenta terapêutica (jogos, brinquedos etc)

**Chiqueirinho ou cercadinho** – local cercado para colocar o bebê/criança pequena

**Cognoscitivo** – que tem a capacidade de conhecer

**Consigna** – comanda, ordem

**Cunho** – caráter

**Destreza** – agilidade e habilidade de usar as mãos

**Escrita espelhada** – imagem invertida (como no espelho)

**Faixa etária** – que diz respeito à idade

**Improfícuo** – inútil

**Perspicaz** – característica de perceber algo que está nas entrelinhas

**Preensão** – ato ou efeito de segurar com as mãos (ato motor)

**Próceros** – importantes

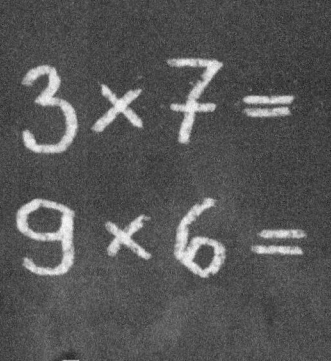

# UNIDADE 4
## DIAGNÓSTICO CLÍNICO E DIAGNÓSTICO INSTITUCIONAL

**Capítulo 1** Introdução, 74

**Capítulo 2** Diagnóstico clínico, 75

**Capítulo 3** Início do trabalho diagnóstico clínico, 76

**Capítulo 4** Anamnese, 79

**Capítulo 5** Testes psicomotores, 85

**Capítulo 6** Diagnóstico institucional, 86

**Capítulo 7** Psicopedagogia institucional, 86

Glossário, 93

Referências, 94

## 1. Introdução

A Psicopedagogia surgiu a partir das necessidades de crianças com dificuldade de aprendizagem, tendo como objetivo principal a investigação, a identificação e a reeducação visando a eliminar o sintoma e permitir ao sujeito apropriar-se do conhecimento.

A Psicopedagogia clínica estuda a natureza da aprendizagem humana. Sendo o sujeito o objeto de estudo, é imprescindível o conhecimento da:

- Psicanálise: incumbida de analisar o inconsciente e as representações simbólicas do sujeito que apresenta o sintoma.

- Psicologia social: incumbida de analisar as relações do sujeito com os familiares, grupos e instituições, considerando condições socioculturais e econômicas no contexto da aprendizagem.

- Epistemologia: incumbida de analisar o processo do sujeito na interação com os outros.

- Linguística: compreensão da linguagem como um meio de comunicação e um código (estrutura simbólica).

O conhecimento sobre tais áreas fornecerá meios para que se reflita cientificamente na psicopedagogia.

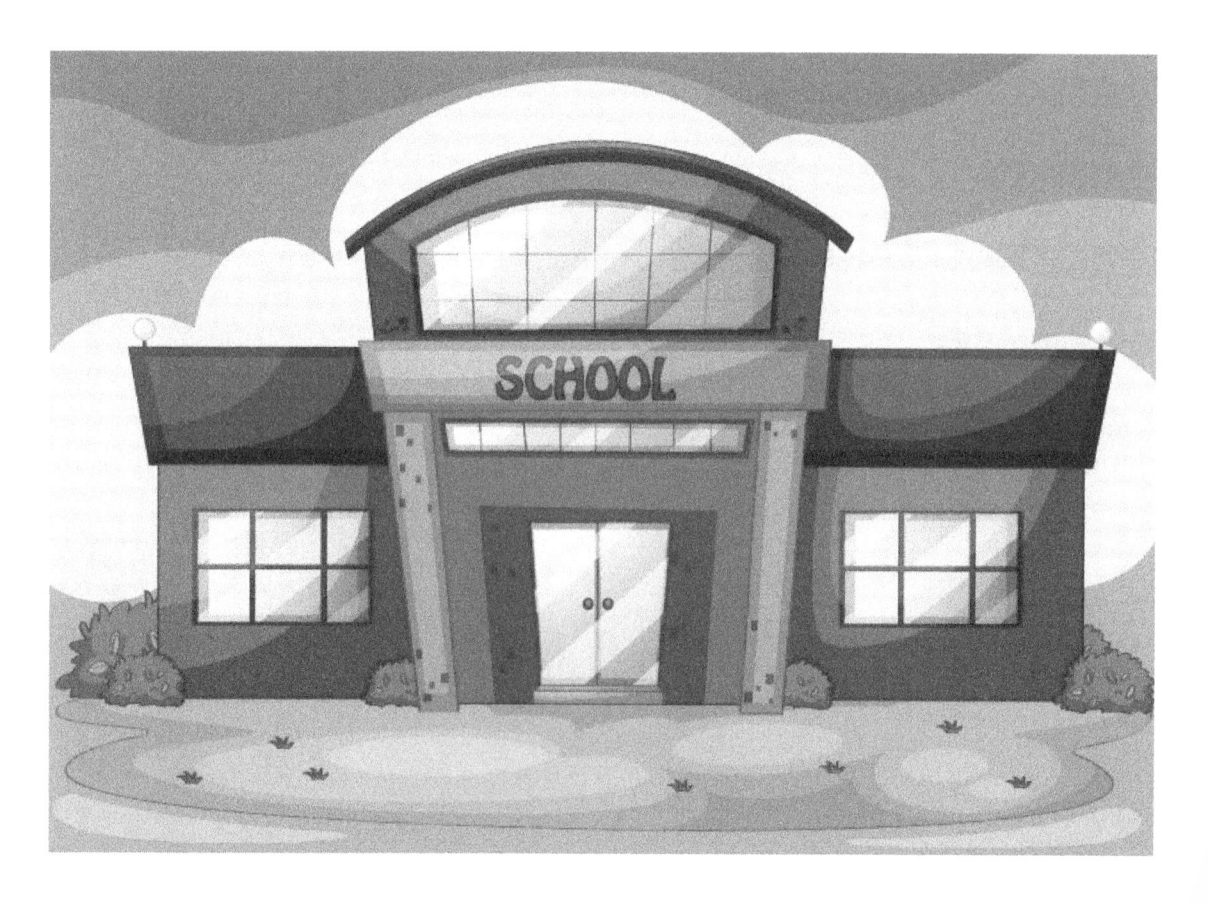

Podem ocorrer encaminhamentos ao psicopedagogo de crianças com dificuldade de aprendizagem ocasionada por diferenças culturais e de linguagem, conforme o exemplo da unidade 2.

A forma de comunicação entre professor e aluno, e vice-versa, pode gerar problemas de comunicação. A Linguística, neste caso, contribui na explicação da causa.

A psicopedagogia se aplica em três modalidades: clínica, para alguns teóricos "curativa"; institucional, chamada de preventiva; e hospitalar, que trabalha com crianças com longos períodos de internação.

Esta unidade se restringirá somente à psicopedagogia clínica e à institucional.

Na modalidade institucional, preventiva, cujo objeto de estudo é a instituição (escola), o objetivo é diminuir a frequência dos problemas de aprendizagem, atuando na questão didática – metodológica, na formação e orientação dos professores, bem como no aconselhamento aos pais e aos responsáveis pelo sujeito.

Na modalidade clínica, curativa, o objetivo é atuar diretamente no problema de aprendizagem já instalado no sujeito. Após a realização do diagnóstico, no caso de a escola ser a responsável por produzir a dificuldade do sujeito, o psicopedagogo deverá entrar em contato com esta e proceder às devidas orientações ao grupo gestor para que o problema não continue ocorrendo, caso contrário, cabe ao terapeuta orientar os pais a transferir o sujeito de escola.

Não existe uma única maneira para se obter o diagnóstico psicopedagógico. Os procedimentos são específicos, mas o terapeuta tem a liberdade de escolher o teórico a seguir para nortear sua linha de trabalho.

## 2. Diagnóstico clínico

O diagnóstico clínico ou psicopedagogia curativa realiza-se em consultório, por meio de atendimento individual, grupal ou familiar. O trabalho clínico implica em procedimento diagnóstico e terapêutico. No procedimento diagnóstico, o objetivo é conhecer o sujeito e o aprendizado *versus* o desejo de aprender.

O terapeuta, para intervir no processo curativo ou preventivo, precisa, antes de qualquer coisa, concluir o diagnóstico, assim ele terá subsídios para traçar o seu plano de trabalho.

O diagnóstico é um processo contínuo e passível de alterações de sequência de investigações com intervenções constantes e, acima de tudo, da evolução do sujeito.

O diagnóstico clínico começa com um telefonema tenso e ansioso, por parte dos pais, ou com uma queixa da escola, como já estudado na Unidade 1. O papel do terapeuta nesse momento é de orientação aos pais.

Uma boa sugestão, como primeiro passo para o diagnóstico, após o telefonema, é começar pela entrevista inicial com os pais. Caso estes concordem com o trabalho, estabelece-se o contrato no qual se acertam: valores e dias e horários para o atendimento ao sujeito.

## 3. Início do trabalho diagnóstico clínico

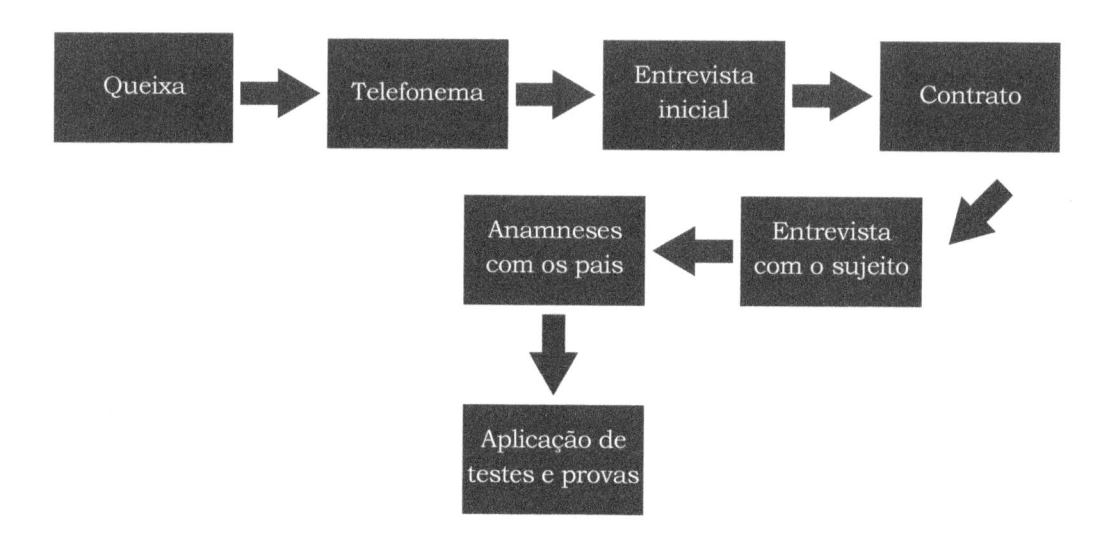

Queixa → Telefonema → Entrevista inicial → Contrato

Anamneses com os pais ← Entrevista com o sujeito ←

↓

Aplicação de testes e provas

### Entrevista inicial

Durante o telefonema dos pais do sujeito ao psicopedagogo, agenda-se a entrevista inicial, na qual serão esclarecidos dados sobre a queixa. Tendo os pais aceitado a orientação, dá-se continuidade ao processo de diagnóstico.

Os parágrafos abaixo trazem um exemplo de entrevista inicial:

**ENTREVISTA INICIAL**

Data ____/____/____     Informante: (nome e grau de parentesco):

Nome do sujeito:

Tem apelido? Qual?:

Idade:

**Dados pessoais da mãe**

Nome:

Data de nascimento:

Celular:

Nacionalidade:

Profissão:

Local de trabalho:

Telefone:

**Dados pessoais do pai**

Nome:

Data de nascimento:

Celular:

Nacionalidade:

Profissão:

Local de trabalho:

Telefone:

Endereço residencial:

Telefone residencial:

Religião dos pais:

**Dados do sujeito**

Nome da escola:

Nome do professor:

Nome do coordenador:

Nome do diretor:

Série em que estuda:

Queixa apresentada e por quem:

Quando surgiu o primeiro sintoma?

Quais foram os problemas apresentados?

Como o sujeito reage a essa situação?

Como a família reage à queixa?

Como o professor e a escola reagem em relação à queixa?

**Aos pais**:

Como é o comportamento de seu filho em casa com outros irmãos?

Existe outro problema além da dificuldade de aprendizagem?

Quais são as habilidades do seu filho? (é importante que os pais reflitam sobre as habilidades).

O que ele mais gosta de fazer?

Existe alguém na família que tenha apresentado ou apresente dificuldade de aprendizagem?

Há alguma dúvida em relação ao diagnóstico psicopedagógico?

Gostariam de acrescentar algo?

Você considera seu filho uma criança feliz?

## Entrevista com o sujeito

**Apresentação**

Nome:

Idade:

Escola:

Série:

O que mais gosta de fazer na escola?

O que não gosta de fazer na escola?

Você gosta de estudar? Acha que os estudos são importantes? Por quê?

Você gosta de seus professores?

Quando você não entende uma explicação do professor ou de outras pessoas, o que você faz?

Onde você se senta na classe? Onde gostaria de sentar?

Com quem brinca na escola?

Você faz as atividades de casa? Onde você as faz? Quem o ajuda a realizá-las?

Quais atividades escolares você acha mais difíceis?

Quais são as atividades que você mais gosta de fazer?

Como é o comportamento dos alunos de sua sala?

O que você faz quando não está na escola?

O que você acha da sua escola?

Você se considera um bom aluno?

Você acha que tem alguma dificuldade em aprender?

Como é a sua família? Onde mora? Com quem mora?

Como você é tratado por seus pais? Pela mãe? Pelo pai? Pelos irmãos?

Você tem contato com seus avós, tios e primos?

Você gosta de ler?

O que você quer ser quando crescer?

Conforme o desenrolar da entrevista, tanto da família quanto do sujeito, se surgir alguma dúvida em relação às informações trazidas pelos familiares, ou mesmo pelo sujeito, o terapeuta deve investigar imediatamente.

## 4. Anamnese

Na área médica o termo "**olho clínico**" significa perspicácia na análise, sendo este um termo muito utilizado. A psicopedagogia, então, empresta essa maneira de olhar para aplicar no diagnóstico. Portanto, o emprego do olhar clínico começa já na entrevista inicial e segue em uso até o término do processo.

A anamnese tem como objetivo fornecer dados importantes da história do cliente e da família, desde a concepção até os dias atuais. O momento da anamnese é quando se conhece a expectativa que a família depositou no sujeito, o projeto de vida que traçaram para o filho, quais frustrações surgiram a partir da queixa e as possíveis etiologias apresentadas na família.

Na anamnese é importante que pai e mãe estejam juntos. Se o casal for separado, ou um deles não puder comparecer à sessão, não se deve permitir que o cônjuge presente atribua as responsabilidades do problema para o que está ausente. Assim sendo, o ausente será ouvido em outro horário.

Muitas vezes não se consegue concluir a anamnese em uma única sessão, sendo possível concluí-la em duas sessões para não interromper a sequência do relato.

Os parágrafos a seguir trazem um exemplo de **anamnese**. Destaca-se que se pode alterar e/ou acrescentar alguma outra pergunta, principalmente se a entrevista revelar alguma dúvida.

**Dados pessoais:**

**Mãe**

Nome completo:

Data e local de nascimento/ idade:

Conclusão do estudo (sim ou não):

Apresentou dificuldade na escola?

Profissão (atua na profissão de formação ou não):

Local de trabalho:

Endereço residencial:

Telefone residencial e de contato:

Religião:

Vida social da mãe:

**Pai**

Nome:

Data e local de nascimento:

Conclusão do estudo (sim ou não):

Apresentou dificuldade na escola?

Profissão (atua na profissão de formação ou não):

Local de trabalho:

Endereço residencial:

Telefone residencial e de contato:

Religião:

Vida social do pai:

**Sujeito**

Nome completo:

Tem apelido? Gosta do apelido? Por que o apelido?

Data e local de nascimento, idade:

Série em que estuda?

Estudou sempre na mesma escola?

Nome e telefone da escola:

Contato da escola (coordenador/diretor):

Horário de aula:

Horário de estudo em casa:

Frequentou reforço escolar?

O que faz no horário em que não está na escola?

Já fez algum tipo de terapia? Por quê?

Tem outros irmãos?

Os pais vivem juntos (sim ou não, qual foi o motivo da separação):

Motivo da queixa :

Quem indicou este consultório para o sujeito?

## Esquema familiar

O quadro apresentado a seguir traz o exemplo de um esquema familiar, utilizado para posicionar o sujeito na família.

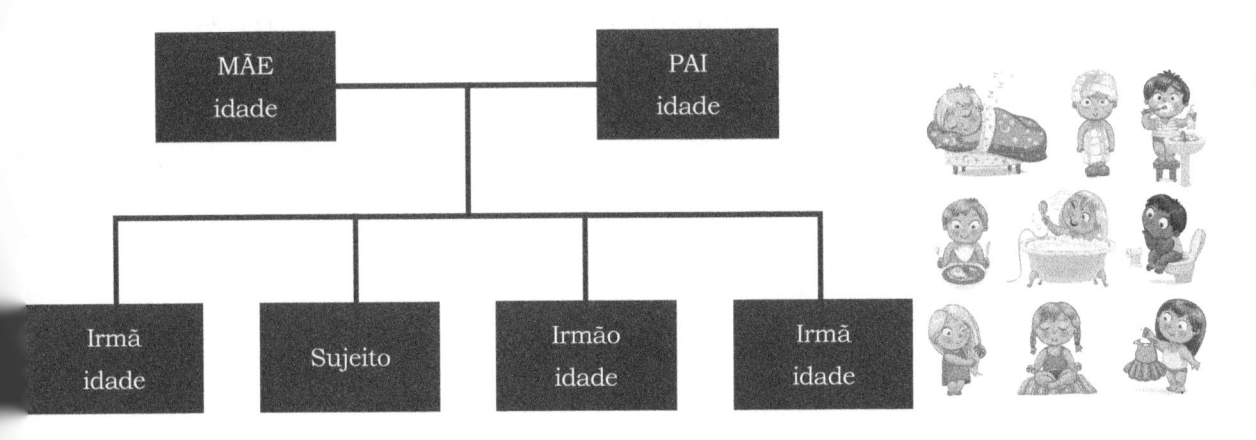

```
        MÃE                PAI
       idade              idade

  Irmã      Sujeito      Irmão       Irmã
 idade                   idade       idade
```

### Histórico da concepção

A criança foi desejada e planejada? Por quem?

Quais mudanças ocorreram na vida do casal em função da gravidez?

Como foi a gestação, o acompanhamento? Houve algum problema durante a gestação?

Como foi o parto (normal, cesariana, alguma intercorrência com a mãe ou com o bebê?).

Nota do **apgar**:

Dados sobre a alimentação (amamentação/tempo, desmame, alimentos sólidos):

Como a mãe se sentiu em relação à amamentação e ao desmame?

Informações sobre o sono

Dormia sozinho ou com os pais? Em que local?

Com que idade deixou as fraldas e como foi?

**Evolução psicomotora**

Com que idade ficou sentado, com ajuda e sozinho?

Com que idade ficou em pé, com ajuda e sozinho?

Chupou chupeta? Quando deixou a chupeta?

Com relação aos primeiros passos: como os pais reagiram à ação do bebê?

Como foram os primeiros passos?

Quando começou a comer sozinho? Utilizou os talheres?

Quando começou a falar? Como era essa fala (palavras, frases)?

Quando e como ocorreram os grandes movimentos (chutar, correr)?

Quando e como ocorreram os movimentos finos (pegar os objetos, grandes e pequenos)?

Como é o controle dos **esfíncteres** (fralda, peniquinho/troninho)?

**Saúde**

Quanto às doenças infantis do sujeito:

Apresentou convulsões, febre, otites, cirurgias, fraturas?

Quanto às doenças da família:

Usa óculos? Quando ocorreram as últimas consultas com pediatra, oftalmologista e outras especialidades?

**Hoje**

É estabanado (tromba com os objetos)?

Anda de bicicleta ou de patins?

Brinca (com quem, de que)?

É agitado (sobe nas coisas, na árvore, nos móveis etc)?

É tímido ou extrovertido?

Relatar um dia da semana:

Relatar um final de semana:

Relatar um dia do aniversário:

É independente nas atividades diárias?

Apresenta curiosidade sexual, se masturba?

Tem amigos?

Como é a criança na opinião dos pais?

Tomar a assinatura do terapeuta e do familiar entrevistado.

Terminada a anamnese, os pais devem ser orientados sobre a realização de alguns testes com o sujeito para identificar o motivo do fracasso escolar, que poderão ser concluídos em oito ou mais sessões. Após concluir a avaliação, os pais serão chamados novamente, juntamente com o sujeito, para a **devolutiva** da avaliação e futuros encaminhamentos, caso sejam necessários.

Com a anuência do sujeito, será feita uma visita à escola, onde também será dada uma devolutiva. Caso a escola esteja produzindo a dificuldade de aprendizagem no aluno, deve-se propor ao gestor desta um trabalho para que não haja uma recidiva.

Os pais também deverão ser orientados quanto à maneira adotada para a condução do processo terapêutico, assim como quanto à postura que precisarão adotar desse momento em diante.

Após o término da anamnese e da devolutiva, o terapeuta terá em mãos muitas informações a serem verificadas no processo investigatório, podendo valer-se de alguns recursos disponíveis para a avaliação, tais como:

1. Hora do Jogo Psicopedagógico

2. Avaliação do Nível Pedagógico

3. Provas Operatórias

4. Testes Psicométricos

5. Testes Psicomotores

Conforme o referencial teórico adotado, outras provas e testes também poderão ser utilizados.

> *ATENÇÃO: A eficácia das provas e testes está no "olhar clínico" do terapeuta.*

## 1. Hora do jogo psicopedagógico

Conforme já explicitado, no jogo, na brincadeira, o sujeito reproduz situações de conflito vividas por ele. Nesse momento é que o sujeito consegue se adaptar à realidade, criando meios para resolver os seus conflitos.

Se não existir em sua vida diária um espaço para brincar, o sujeito poderá vir a desenvolver uma patologia do tipo sintoma e inibição.

Durante a Hora do Jogo Psicopedagógico, o terapeuta deve observar no sujeito as atitudes, a postura, os movimentos corporais, as habilidades psicomotoras, a escolha do brinquedo, como ele brinca com o brinquedo escolhido e suas produções artísticas.

O material apresentado para o sujeito é uma caixa lúdica (para guardar o material) contendo vários brinquedos, jogos, massinhas, utensílios domésticos plásticos, fantoches etc.

> *ATENÇÃO: Não confundir a Hora do Jogo Psicopedagógico com EOCA.*

## 2. Avaliação do nível pedagógico

A Avaliação do Nível Pedagógico tem como objetivo investigar o que o sujeito aprendeu, definir o nível pedagógico e em que nível ele se encontra e, para isso, sugere-se a aplicação da EOCA, já abordada na Unidade 3.

É imprescindível que se observem e analisem quatro itens no sujeito durante a prova, seja qual for o recurso escolhido:

- Alfabetização
- Leitura
- Escrita
- Matemática

## 3. Prova operatória

O objetivo da Prova Operatória é avaliar o nível **cognoscitivo** do sujeito, prova também já abordada na Unidade 3.

## 4. Testes psicométricos

Para se obter sucesso nos testes psicométricos, é necessário que o terapeuta:

- Tenha um bom vínculo com o sujeito.
- Conheça bem as etapas dos testes para poder questionar sempre que uma resposta for duvidosa ou ambígua.
- Tenha autocontrole, ou seja, contenha sua ansiedade.
- Não seja exigente ao extremo.
- Seja paciente e não ceda aos sentimentos, sendo permissivo nas atitudes do sujeito.
- Anote todas as atitudes do sujeito.

Nos testes Psicométricos podem ser aplicados os seguintes recursos:

- Testes de desempenho da Inteligência: EISC, CIA e RAVEN (aplicados quando houver relatos do nível de inteligência na anamnese com os pais ou nas entrevistas com outros profissionais).
- Teste gestáltico visomotor (utilizado sempre que surgirem dúvidas psicomotoras e espaciais que os demais recursos não permitiram mensurar).
- Técnicas Projetivas.
- Teste de Bender, cujo objetivo é avaliar o nível de maturidade visomotora.
- Desenho da família, instrumento cujo objetivo é o de avaliar os conflitos edípicos.

*PARA SABER MAIS: leia o Manual Para o Exame Psicológico da Criança, de René Zazzo.*

## 5. Testes psicomotores

Os testes psicomotores são recursos utilizados para investigação das funções do sujeito, tais como:

- **Domínio corporal**: quando, por exemplo, a criança esbarra nos objetos ou se choca com objetos e pessoas. Trata-se do famoso estabanado.
- **Conhecimento corporal**: quando o sujeito não tem noção do tamanho de seu corpo e tenta passar por baixo de uma mesa, por exemplo, sem abaixar totalmente o corpo.
- **Passagem para ação**: o sujeito compreende o sentido de uma ação, por exemplo, ele passa o suco da jarra para o copo com o objetivo de tomá-lo.

São diversos os recursos à disposição, conforme já mencionado nas unidades anteriores. Portanto, sugere-se ao aluno desta unidade que amplie suas pesquisas e seus estudos para melhorar a *performance* como terapeuta e poder adotar o teórico de sua escolha.

> *PARA SABER MAIS:* Ler PSICOMOTRICIDADE: educação e reeducação, de A. De Meur e L. Staes.

## 6. Diagnóstico institucional

Sendo a psicopedagogia um recurso que busca compreender o sujeito com dificuldade de aprendizagem, em um aspecto investigativo, por meio de uma queixa, pode-se contar com este recurso não somente na clínica psicopedagógica, mas em escolas, creches, centros de reabilitação e hospitais. Esta unidade trata do diagnóstico institucional.

Quando se fala em diagnóstico, é importante ter bem claro:

- O que está sendo diagnosticado.
- Para que o diagnóstico está sendo realizado.
- Por que diagnosticar.

São reflexões que devem nortear o trabalho para que se saiba o que fazer com o resultado.

## 7. Psicopedagogia institucional

O papel do psicopedagogo na instituição é ainda muito pequeno e desacreditado, porém de grande importância, pois cabem a ele a formação e a orientação dos pedagogos que atuam diretamente com o aluno.

Ocorre muitas vezes que o psicopedagogo é contratado apenas para realizar o diagnóstico na escola, sem que, contudo, tenha vínculos com os professores, com a equipe gestora e com todos os que atuam dentro da instituição, além de não conhecer a clientela atendida pela escola. Este profissional é encarado pela equipe mais como um intruso querendo responsabilizar alguém pelo diagnóstico da instituição.

Teóricos nos orientam que o psicopedagogo deve fazer parte do quadro de funcionários da instituição, seja ela uma escola ou um hospital, pois o conhecimento e o contato com os pares torna o trabalho investigativo mais efetivo.

No diagnóstico psicopedagógico institucional, é importante analisar o conteúdo programático da escola, conferindo se o que está sendo oferecido ao aluno está de acordo com a idade e com a capacidade, ou seja, a habilidade cognoscitiva do aluno.

Havendo uma parceria entre professores, psicopedagogo e coordenador, haverá um empenho em se discutir os problemas da instituição e buscar soluções por meio da multidisciplinaridade. Dessa forma, o resultado da investigação será obtido mais rapidamente, pois todas as partes envolvidas conhecem o problema e terão mais condições, sob a orientação do psicopedagogo, de compreender e de fazer as adequações necessárias.

Segundo a pedagogia do passado, o professor era o detentor do saber. Não era comum o professor entrar em contato com a emoção do seu aluno. Ao aluno cabia apenas receber o conhecimento, não era possível construir o seu aprendizado.

O psicopedagogo em seu diagnóstico deve mostrar ao grupo de professores que muitas vezes o problema ocorre porque eles estão voltados para o passado, enquanto os alunos vivem no presente e no futuro. Um bom exemplo é o fato de o aluno utilizar computadores, *tablets* ou celulares, enquanto o professor mal sabe ligar um computador, recurso que na maioria das escolas já existe, mas que o professor se recusa a aprender a utilizar.

A proposta da psicopedagogia é a aquisição do conteúdo por meio das relações interpessoais integrativas, nas quais o aprendiz seja capaz de construir seu conhecimento.

A psicopedagogia na instituição atualmente detém duas funções:

1. Função curativa: voltada ao trabalho efetivo com grupos de alunos que apresentem dificuldades de aprendizagem. Na função curativa, o psicopedagogo:

- Investiga as condições físicas, mentais, psicológicas e socioculturais do aluno para compreender o que está impedindo o seu rendimento escolar.

- Encaminha o aluno para um atendimento com especialista após concluir que o rendimento escolar está sendo prejudicado por questões externas.

2. Função preventiva: colaborar orientando pedagogos, coordenadores e professores. Na função preventiva, o psicopedagogo:

- Orienta no processo do relacionamento afetivo entre professor e aluno.

- Ajuda a estabelecer metas nos procedimentos pedagógicos e nos programas curriculares, levando em consideração os aspectos afetivos cognitivos dos alunos.

- Analisa o conteúdo programático da escola.

- Proporciona o contato com matérias (textos, livros, pesquisas) que venham a melhorar e a colaborar com o desempenho tanto dos professores quanto dos alunos.

## Diagnóstico Institucional

Um diagnóstico psicopedagógico envolve o professor, o aluno e o conhecimento contextualizado da escola, principalmente a sala de aula, um dos locais onde acontece a aprendizagem.

Três eixos são importantes no diagnóstico psicopedagógico na instituição:

1. Sociopolítico

2. Pedagógico

3. Psicopedagógico

O eixo sociopolítico envolve a organização escolar destinada a ensinar.

O eixo pedagógico refere-se ao processo de ensino, que envolve a relação dos conteúdos e a didática eficiente, com resultados positivos que avancem e tornem o aluno autônomo.

O eixo psicopedagógico prioriza o sujeito que aprende e o lugar em que aprende. Identifica onde e porque está ocorrendo a dificuldade de aprendizagem e o motivo pelo qual a dificuldade tenha se instalado. Busca soluções, juntamente com o grupo, em uma ação multidisciplinar.

Nos parágrafos a seguir serão abordados alguns itens importantes para a avaliação diagnóstica da instituição.

Sendo o professor corresponsável pelo aluno que a escola produz, sugere-se uma proposta para o início da avaliação diagnóstica psicopedagógica. Como a escola é um local de análise crítica e de transformação do processo de construção e de produção do conhecimento, propõe-se uma reflexão com esse professor. Acredita-se ser este o primeiro passo para que se conheça a equipe docente da escola, aquela que atua diretamente com o aluno.

Serão feitas perguntas, sem que se obtenham respostas, ação esta que se destina apenas à reflexão.

## Reflexão

- Como ocorreu o seu processo de aprendizagem no passado? Será que você tirou de "letra"? Teve dificuldades em alguma matéria?
- Como foi sua alfabetização?
- Qual foi o método utilizado?
- Quem foi sua primeira professora?
- Como era a escola naquela época?

- Você já passou por essa experiência, pois um dia foi aluno. Alguma coisa marcou a sua vida na escola ou no período em que era aluno?
- e outras.

Após um tempo para a reflexão, abre-se espaço para a discussão. Alguns professores podem se calar ou se recusar a falar. Com certeza esse momento os levou à interiorização e mexeu com suas estruturas emocionais.

Nos dias atuais:

E hoje como você atua com o seu aluno?

- Você está reproduzindo o seu professor do passado ou você está tentando não repetir o que ele fez?
- Você conhece o processo de construção do conhecimento?
- Você está aberto a mudanças?

Essa reflexão faz o professor se interiorizar e pensar em como ele vem atuando em sala de aula com o seu aluno.

Essa proposta não tem como objetivo "tratar" ninguém, nem tão pouco fazer uma intervenção clínica, restringindo-se apenas à reflexão e à consequente mudança de postura, reflexão essa que leva à busca por orientações a respeito de como mudar e como melhorar o desempenho dos professores em sala de aula.

Realizada como ponto de partida do diagnóstico psicopedagógico, tal reflexão fornece subsídios para elaborar um projeto de formação, para que se saiba por onde começar e qual é o tema a ser abordado inicialmente.

Outro ponto importante é o conhecimento do professor sobre como o homem constrói a escrita para que compreenda como o seu aluno constrói a própria aprendizagem. Esse fato pode ser o início da formação.

## Afinal, que tipo de professor você quer e deve ser?

Um médico psicoterapeuta, em seus longos anos de trabalho, selecionou onze características presentes em professores que fizeram parte de seus estudos durante toda a sua carreira. Mediante tais características é que se pode sugerir aos professores que leiam a obra citada a seguir e procurem identificar quais dessas características fazem parte de sua rotina profissional, lembrando de que podem ser identificadas uma ou mais dessas características.

*PARA SABER MAIS: leia Ensinar aprendendo: como superar os desafios do relacionamento professor-aluno em tempos de globalização, de Içami Tiba.*

Especialistas descrevem A Teoria da Integração Relacional, segundo a qual o primeiro requisito para que um professor obtenha bom resultado é se conhecer bem. Por isso, é fundamental que os professores estejam abertos às mudanças e ao conhecimento.

Observa-se que formações, momentos de reflexão e estudos acontecem com mais frequência nas redes particulares do que na rede pública de ensino. Apesar de essas oportunidades serem oferecidas também na rede pública, alguns professores não participam, pois completam sua carga horária ao máximo, tornando-se inviável mais uma atividade de estudo. Outros, porém, se acomodaram e acham que já aprenderam o suficiente. Sendo assim, a presença do psicopedagogo institucional é encarada como a de fiscal, dificultando ainda mais sua atuação, pois por assim entenderem é que os professores não se abrem mesmo.

Outra questão a ser investigada pelo psicopedagogo institucional é saber o quanto o professor consegue identificar o fracasso de seu aluno e discriminar o que é de âmbito escolar e o que deve ser encaminhado a especialistas.

*PARA SABER MAIS: leia Psicogênese da língua escrita, de Emília Ferreiro.*

Muitas vezes o aluno é encaminhado para "tratamento psicopedagógico", mas o problema está todo na escola, na sala de aula ou no professor. Portanto, o professor deve ter um olhar criterioso e munir-se de humildade para reconhecer que falhou e precisa de ajuda.

Para exemplificar, pode-se citar o caso de um determinado psicopedagogo que,, pelo fato de ter um consultório próximo a uma escola estadual, recebia com frequência crianças trazidas pelos pais preocupados com a dificuldade de seus filhos e outros encaminhados pela própria escola. O profissional começou a notar uma boa quantidade de crianças encaminhadas por uma única professora, sendo que todas apresentavam a mesma queixa. Ao procurar a direção da escola e mediante a conversa com a diretora, o problema comum a todos os encaminhamentos foi esclarecido. O foco principal era a própria professora, que apresentava uma dificuldade muito grande em se relacionar com os alunos, o que acabava gerando um distanciamento tão grande com as crianças que mais provocava repulsa do que produzia aprendizagem.

O psicopedagogo, no Diagnóstico Psicopedagógico Institucional, deve conhecer a estrutura física da escola (o prédio em si, a acessibilidade, os banheiros, as salas de aulas, janelas, rampas e os brinquedos), pois é nesse espaço físico que se desenvolve o trabalho pedagógico. Portanto, a estrutura física da escola deve estar em conformidade com a clientela atendida.

Cabe também ao psicopedagogo, fazer um estudo do meio cultural, social e político do local em que a escola está inserida, para que compreenda a clientela e saiba o que oferecer a eles.

Teóricos atribuem uma importância muito grande ao ambiente escolar, pois é nesse espaço que a criança busca recursos para sua ação, desenvolvendo sua motricidade **práxica** e adquirindo autonomia para agir sobre o mundo dos objetos. Portanto, em cada etapa do desenvolvimento a criança determina a sua relação com o ambiente. Isso implica dizer que o ambiente escolar deve ser organizado de acordo com a idade do aluno.

Professores e psicopedagogos devem estar juntos com o diretor e com o coordenador na elaboração do PPP (Projeto Político Pedagógico), documento que todas as escolas precisam elaborar, pois é esse documento que norteará o trabalho da escola e estabelecerá as metas a serem desenvolvidas durante o ano. É no momento da elaboração do PPP que se deve discutir o que se espera realizar, como realizar, o que precisa ser modificado e o que deu certo nas experiências anteriores. É um momento de avaliação e de construção, esse é o motivo pelo qual o PPP deve ser realizado em equipe multidisciplinar e não como acontece em muitas escolas em que o diretor copia o texto de outro colega diretor. O que se aplica a uma comunidade escolar não se aplica a outra. Por isso, esse é um momento de reflexão e de construção.

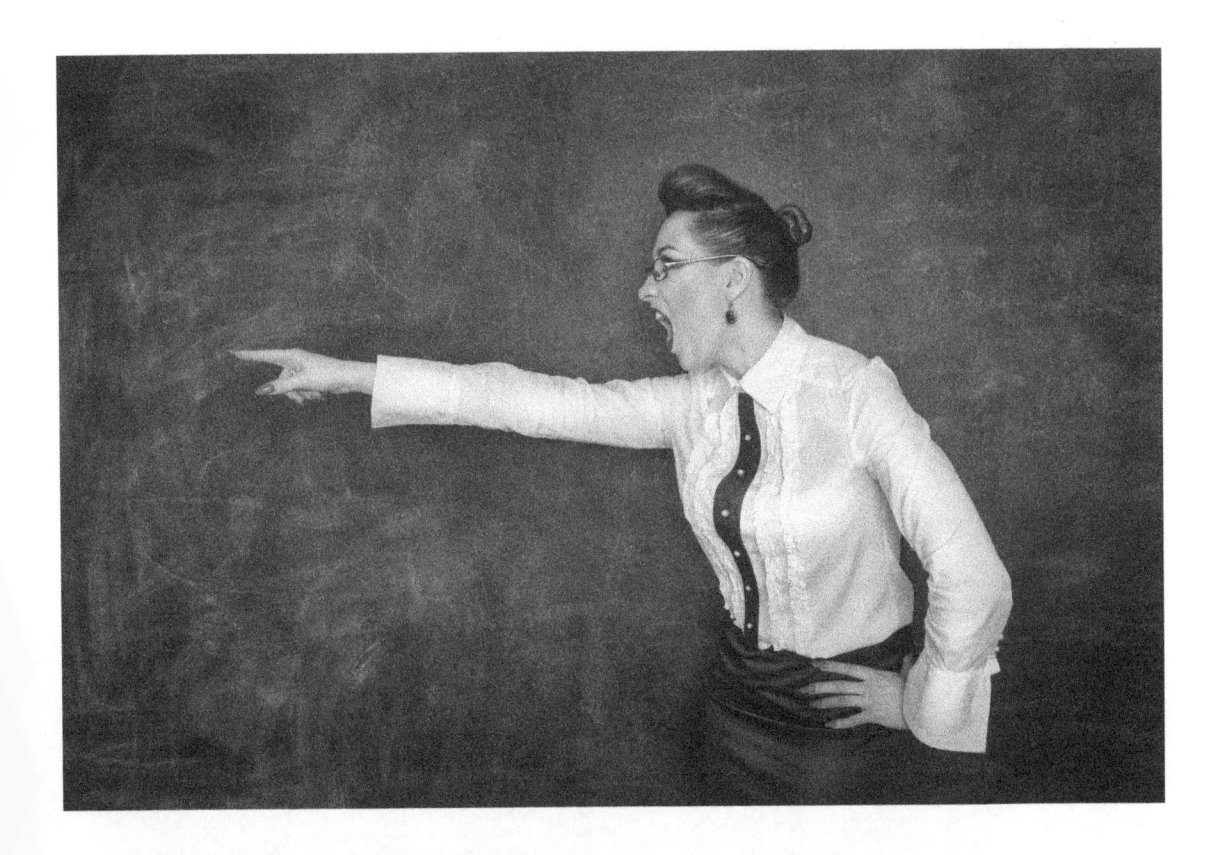

Como a psicopedagogia prioriza o sujeito, é comum que surjam nas escolas problemas como indisciplina e comportamento indesejado. O psicopedagogo, com seu embasamento teórico, fornecerá subsídios para que pais/aluno/escola/professores intervenham no problema. A esse respeito, pode-se citar um caso ocorrido em uma escola do fundamental II: os alunos eram muito indisciplinados com dois professores especificamente, não o sendo com os demais. Os próprios professores alegavam que a disciplina por eles ministrada não tinha o mesmo "peso" de disciplinas como matemática e química e que, por esse motivo, os alunos "matavam aula", usavam fone de ouvido na classe etc. Pela própria explicação dada pelos professores, é possível inferir que eles mesmos estavam fornecendo o material para a indisciplina, ao admitir a pouca importância atribuída a suas disciplinas.

Outra questão importante, a qual o psicopedagogo deve acompanhar e nela intervir, é a da inclusão. A inclusão é um fator excludente nas escolas. Professores têm medo e receiam trabalhar com a diversidade. Porém, o que os assusta é o fato de não conhecerem as deficiências e de não saberem trabalhar com esse aluno. O psicopedagogo não é um mágico que possa fazer o professor aceitar essa condição, mas está preparado para orientar, informar sobre o problema, sobre a dificuldade e colaborar na adaptação curricular e na preparação dos materiais a serem utilizados em sala de aula.

Importante pontuar que o psicopedagogo a atuar na instituição não irá conseguir solucionar todos os problemas de uma vez só, como: comportamentos inadequados, evasão escolar ou falta de motivação dos envolvidos no processo de ensino, mas sua contribuição será muito grande na parceria com todos os que fazem acontecer a aprendizagem, na formação e na orientação dos pares.

O psicopedagogo na instituição tem como objetivo despertar, tanto nos professores como nos gestores e equipe técnica, o prazer de ensinar.

# Glossário – Unidade 4

**Anamnese** – entrevista realizada por especialistas para saber sobre a saúde do paciente desde a sua concepção.

**Apgar** – avaliação médica realizada no bêbe logo após o nascimento.

**Cognoscitivo** – que tem o poder ou a capacidade de conhecer

**Devolutiva** – comunicação (neste caso, verbal) que ocorre ao término de uma avaliação, na qual o terapeuta expõe a conclusão a que chegou por meio do diagnóstico.

**Esfíncter** – estrutura muscular que contorna um orifício ou canal natural, permitindo sua abertura e fechamento, controlando a saída de fezes e urina, por exemplo.

**Olhar clínico** – olhar investigativo atento a qualquer movimento.

**Práxica** – movimentos coordenados

# Referências

AJURIAGUERRA, J. *Manual de Psicopatologia Infantil*. Porto Alegre: Artes Médicas, 1986.

ASSOCIAÇÃO BRASILEIRA DE DISLEXIA. Disponível em: http://www.dislexia.org.br. Acesso em: 05 mar. 2015, 17h.

BOSSA, N. A. *A Psicopedagogia no Brasil: contribuições a partir da prática*. Porto Alegre: Artes Médicas Sul, 1994.

CAMPOS, D. M. S. *O teste do desenho como instrumento de diagnóstico da personalidade*. Rio de Janeiro: Editora Vozes, 1998.

CURY, A. *Ansiedade: como enfrentar o mal do século*. São Paulo. Saraiva, 2014.

FAGALI, E. Q. *Psicopedagogia institucional aplicada: aprendizagem escolar dinâmica e construção na sala de aula*. Petrópolis, RJ: Vozes, 2011.

FERNÁNDEZ, A. *A inteligência aprisionada*. Porto Alegre: Artes Médicas, 1990. 2ed.

_____. *A Práxis Psicopedagógica Brasileira*: Ed ABPP, São Paulo, 1994.

FONSECA, V. *Introdução às Dificuldades da Aprendizagem*. Porto Alegre: Artes Médicas, 1995.

GALVÃO, I. *Henri Wallon: uma concepção dialética do desenvolvimento infantil*. Petrópolis, RJ: Vozes, 1995.

MEUR, L. *Psicomotricidade: Educação e Reeducação: níveis maternal e infantil*. São Paulo: Manole, 1989.

MORAIS, M. D. S. *Distúrbios de aprendizagem*. Rio de Janeiro, 2001. Disponível em: http://www.avm.edu.br/monopdf/7/MARIA%20DULCE%20DOS%20SANTOS%20MORAIS.pdf Acesso em: 03 abr. 2015.

MRECH, L. *Psicanálise e Educação*: Novos Operadores de Leitura. São Paulo: Pioneira Thomson Learning, 2002.

PAIN, S. *Diagnóstico e tratamento dos problemas de aprendizagem*. Porto Alegre, Artes Médicas, 1985.

_____. *A Práxis Psicopedagógica Brasileira*. São Paulo: ABPP, 1994.

PONTES, I. A. M. *Atuação psicopedagógica no contexto escolar: manipulação, não; contribuição, sim*. São Paulo, 2010. Disponível em: http://pepsic.bvsalud.org/scielo.php?pid=S0103-84862010000300011&script=sci_arttext . Acesso em: 14 mar. 2015.

SAMPAIO, S. *Manual Prático do diagnóstico psicopedagógico clínico*. Rio de Janeiro . Wak Ed., 2009.

TIBA, I. *Ensinar aprendendo: como superar os desafios do relacionamento professor-aluno em tempos globalização*. São Paulo: Gente, 1998.

WEISS, M. L. L. *Psicologia Clínica: uma visão diagnóstica dos problemas de aprendizagem escolar*. Rio de Janeiro: DP&A, 2004. 10ed.

ZAZZO, R. *Manual para o exame psicológico da criança*. São Paulo: Mestre Jou, 1981.

# Rosângela Soares de Carvalho

É graduada em Pedagogia pela Faculdade de Filosofia e Letras de São Bernardo do Campo-SP e tem pós-graduação em Prevenção ao Uso de Drogas para Capacitação de Conselheiros e Lideranças Comunitárias pela Universidade Federal de Santa Catarina (Sead), em Dificuldade de Aprendizagem pela Universidade Gama Filho-RJ e em Psicopedagogia Clínica pela Universidade Metodista de São Paulo.

Impresso por
META
www.metabrasil.com.br

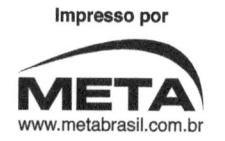